いつもの食事から小麦を抜くだけ

グルテンフリー
Gluten Free Diet By Erica Angyal

ダイエット

エリカ・アンギャル

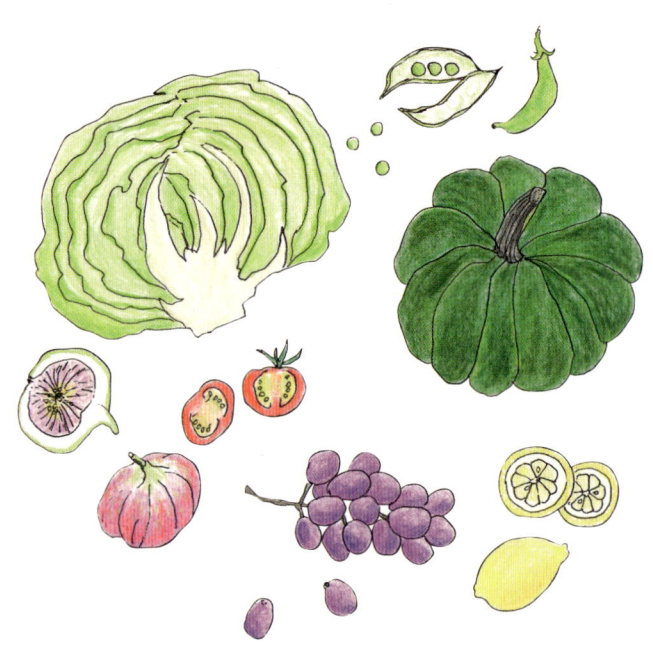

少しでもキレイで
健康になりたいあなたへ

What's a Gluten Free Diet?
グルテンフリーダイエットって?

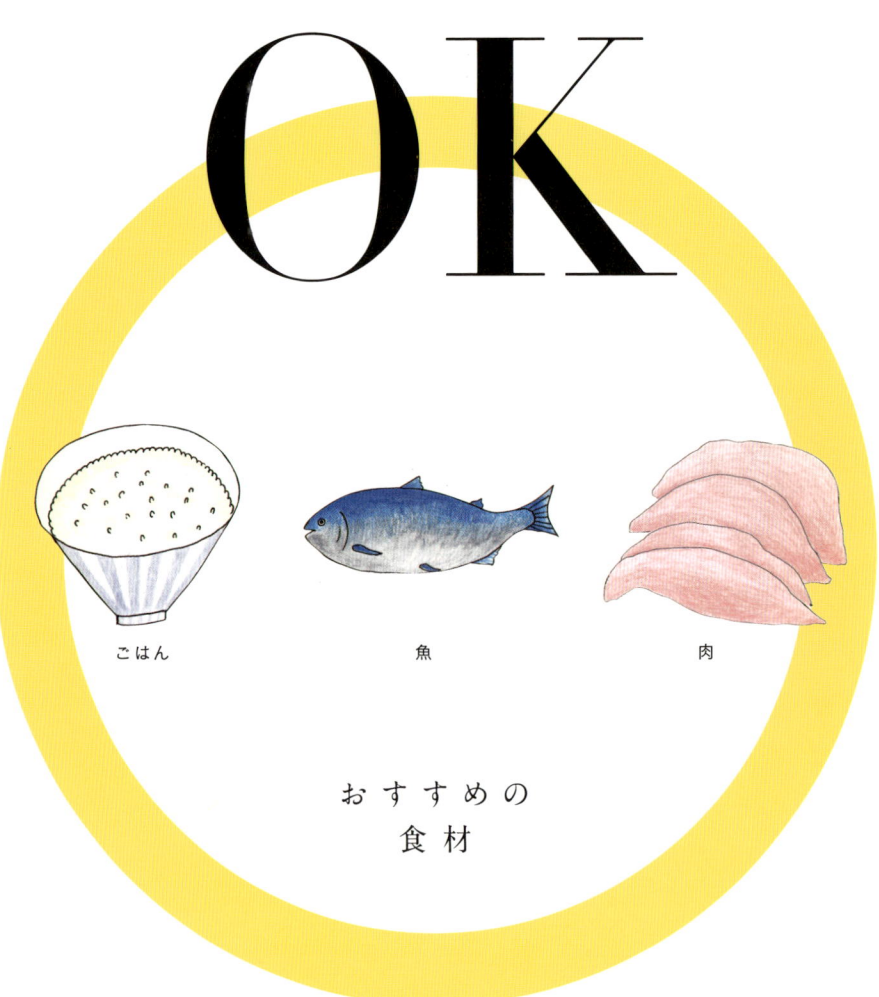

OK

ごはん　魚　肉

おすすめの食材

「グルテン」とは、小麦、ライ麦、大麦に含まれるタンパク質の成分。
食生活からこのグルテンを抜くだけで自然と体重が落ち、バイタリティも
アップするグルテンフリーダイエットが欧米では今、空前の大ブーム。
今までのダイエット法と違い、単にやせるだけではなく、体調までもが良くなり、
肌やアンチエイジングにも効果があると言われる全く新しいダイエット法。
美や健康に気を使う欧米の人々の間では、今や「グルテンフリー」が新常識に！

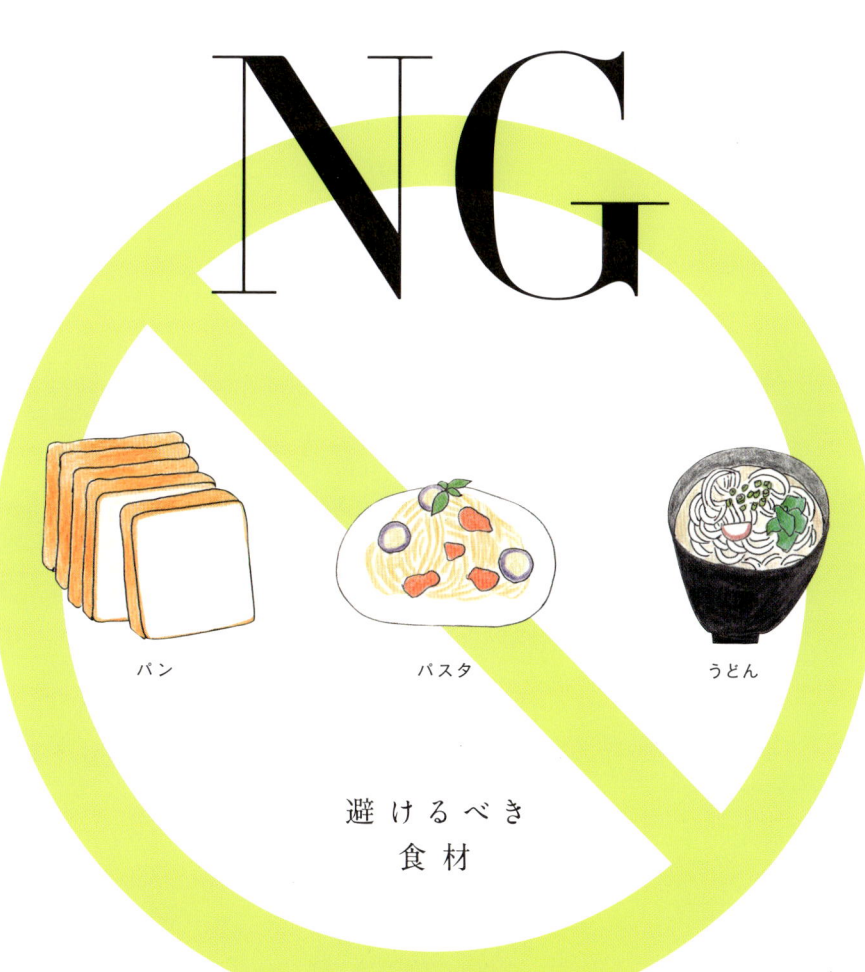

避けるべき食材

What's good about "Gluten Free"?
グルテンフリーダイエットの嬉しい効果

グルテンを抜くだけで、体重が落ちるほかにも思いがけないメリットがいっぱい。グルテンフリーダイエットを実践している人たちに聞いた、実際に感じた一番嬉しかった効果とは？

3ヶ月で6キロ減。プログラムを終えた今でも体重は順調に減っています。
（30代女性）

プログラムをきっちりこなして2週間で2キロ減。肌質が良くなり、きめがこまかくなったような気がします。
（30代女性）

グルテンフリー生活を始める前とは疲れ方が違います。忙しい日も元気でいられます。
（40代男性）

グルテンを含む食材以外はしっかり食べているのに、体重が増えることがなくなりました。
（30代女性）

肌荒れが改善！気になっていたニキビが今ではひとつもありません。
（20代女性）

長年悩まされていた偏頭痛が減り、気分が落ち込むことが少なくなりました。
（20代女性）

生理前のイライラや異常な食欲がなくなり、生理痛も軽くなりました。
（20代女性）

1 やせた

欧米では、グルテンフリーダイエットを実践して3ヶ月で10キロや25キロやせたという実例も少なくありません。それも食べる量は今まで通りで、グルテンを抜いた食事だけで。なぜこのような現象が起こるのでしょうか？ それは小麦を摂ると食後の血糖値が急激に上昇するため、太りやすくなるというのが主な原因。また、小麦には中毒性があるため、食べるともっと欲しくなり、食欲が止まらなくなるという恐ろしい特徴も。肥満と密接な関係性があるグルテンは、ダイエットに百害あって一利なし、の厄介者なのです。

2 肌がキレイになった

グルテンフリーダイエットの嬉しいメリットのひとつが、肌がキレイになること。グルテンは腸の炎症を起こし、肌荒れ、ニキビの原因に。また、アンチエイジングの分野で注目を浴びているキーワード「糖化」ですが、小麦に含まれるでんぷん質アミロペクチンAにはこの糖化を促進する働きがあり、シミ、シワ、たるみなどの老化を早めます。それから、小麦を使用したパンやケーキなどの食品には砂糖やトランス脂肪酸など肌に良くない成分が含まれていることが多いのですが、これらの摂取量も同時に減少するため、肌が輝きを取り戻し始めます。

3 集中力がアップした

美に気を使う女性だけではなく、欧米のエグゼクティブや一流アスリートがこぞってグルテンフリーダイエットを実践する理由。それは、グルテン抜きの食生活が、集中力を高め、体力をアップさせてくれるから。グルテンを含むパンやパスタを摂取すると、血糖値が急激に上がり、瞬間的にはエネルギーが出ます。けれど血糖値は急激に上がると急激に下がるという特性を持つため、その効き目はすぐに切れてだるくなったり、精神的に不安定な状態に。グルテンの摂取をやめることで、身体の奥からバイタリティーが湧いてきて、生産性は飛躍的にアップ。

Contents 目次

グルテンフリーダイエットって？ 4
グルテンフリーダイエットの嬉しい効果 6
はじめに 10

◇◇◇◇

Part.1 グルテンフリーダイエットとは？

欧米ではグルテンフリーが大ブーム！ 14
セレブもグルテンフリーに夢中 16
そもそもグルテンって何？ 18
クセになる！？ グルテンの中毒性 19
欧米ではグルテンアレルギーが問題に！ 20
こんな症状があったらあなたもグルテン過敏症かも？ 21
私がグルテンフリーを始めた理由 22
私がグルテンフリー生活を始めて、変わったこと 23
毎日の食生活チェック 24

◇◇◇◇

Part.2 グルテンフリーダイエットを始めよう

まずは2週間！ グルテンフリーダイエットプログラムで効果を実感 ... 28
食べていい食材、避けた方がいい食材 30
グルテンフリーダイエットの基本ルール10 32
朝食 34
昼食 36
おやつ 38
夕食 40

日本で買える美味しいグルテンフリー食材 42
グルテンフリーダイエット こんなときはどうすればいい？ 44
グルテンフリーダイエット実践編 46
グルテンフリーダイアリーで2週間プログラムをスタート！ 50
グルテンフリーダイエットを始めた方がいい時期 65
グルテンフリーダイエット Q&A 66

◇◇◇◇◇

Part.3 キレイをつくるグルテンフリーレシピ

玄米カラフルパスタ 78
チキンだしの鶏手羽フォー 80
そば粉のWタンパクラップロール 82
ビーフンのビューティーカッペリーニ 84
3種の粉のミラクルパンケーキ 86
小麦粉抜きのびっくりお好み焼き 88
レタスボートサンド 90
ビューティー食材たっぷりのタイ風カレー 91
薄焼きミニピッツァ 92
簡単グルテンフリーパン 94
キヌアのスーパーリゾット 96
お肌イキイキ カロテンキャロットケーキ 98
ビューティーボール 100
クランチーアーモンドティラミス 101

はじめに

　私が『世界一の美女になるダイエット』(幻冬舎)を出版したのは、2009年のこと。ミス・ユニバース・ジャパン公式栄養コンサルタントとしての、身体の中からキレイになるための食生活のノウハウは、日本の皆さんに受け入れられ、多くの方の共感を得ることができました。そして今、私が15年間、ブームになる前から実践してきた「グルテンフリーダイエット」についてようやくご紹介できる日が来たことを、心から嬉しく思います。「グルテンフリーダイエット」は、欧米でここ5年くらいの間にブームが広まった、最新のダイエット法。これは今の日本人の食生活にも必要な、素晴らしいダイエット法です。欧米には「"You are what you eat."(あなたが食べるものがあなたを作る)」ということわざがありますが、食べるものや食べ方に少し気を使うだけで、身体は劇的に変わるのです。私のモットーは、「ダイエットは楽しく美味しく、ハッピーに」。この本でご紹介するグルテンフリーダイエットも、その信念に基づいています。読者の皆さんが、このダイエット法でさらに美しくなって、楽しい人生を送れるよう、願いを込めて——。

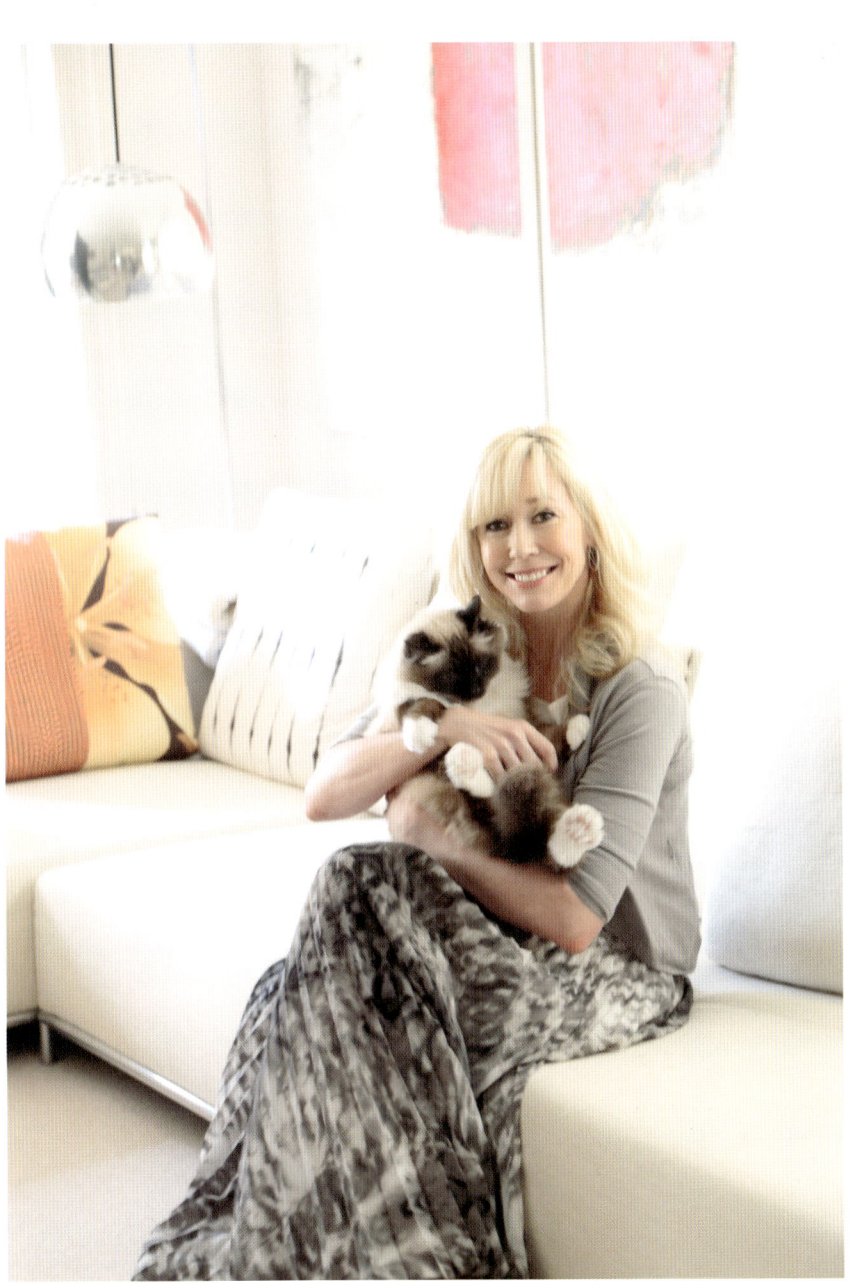

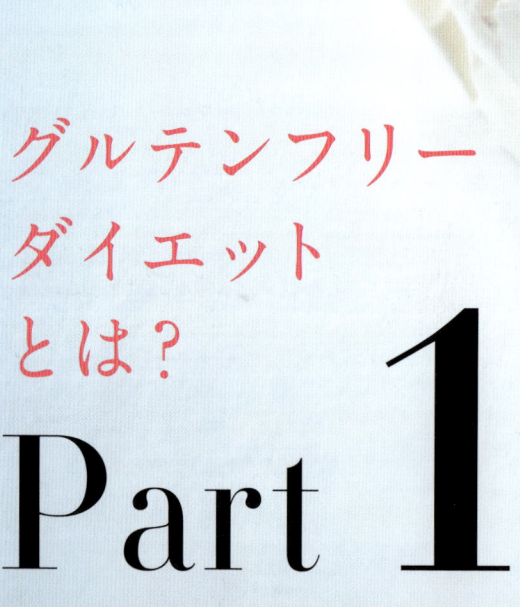

グルテンフリー
ダイエット
とは？

Part 1

欧米で大ブームのグルテンフリーダイエット。一体、なぜ小麦を抜くだけでダイエット効果が得られるのでしょうか？　まずはその内容と理由をお教えします。

What's a Gluten Free Diet ?

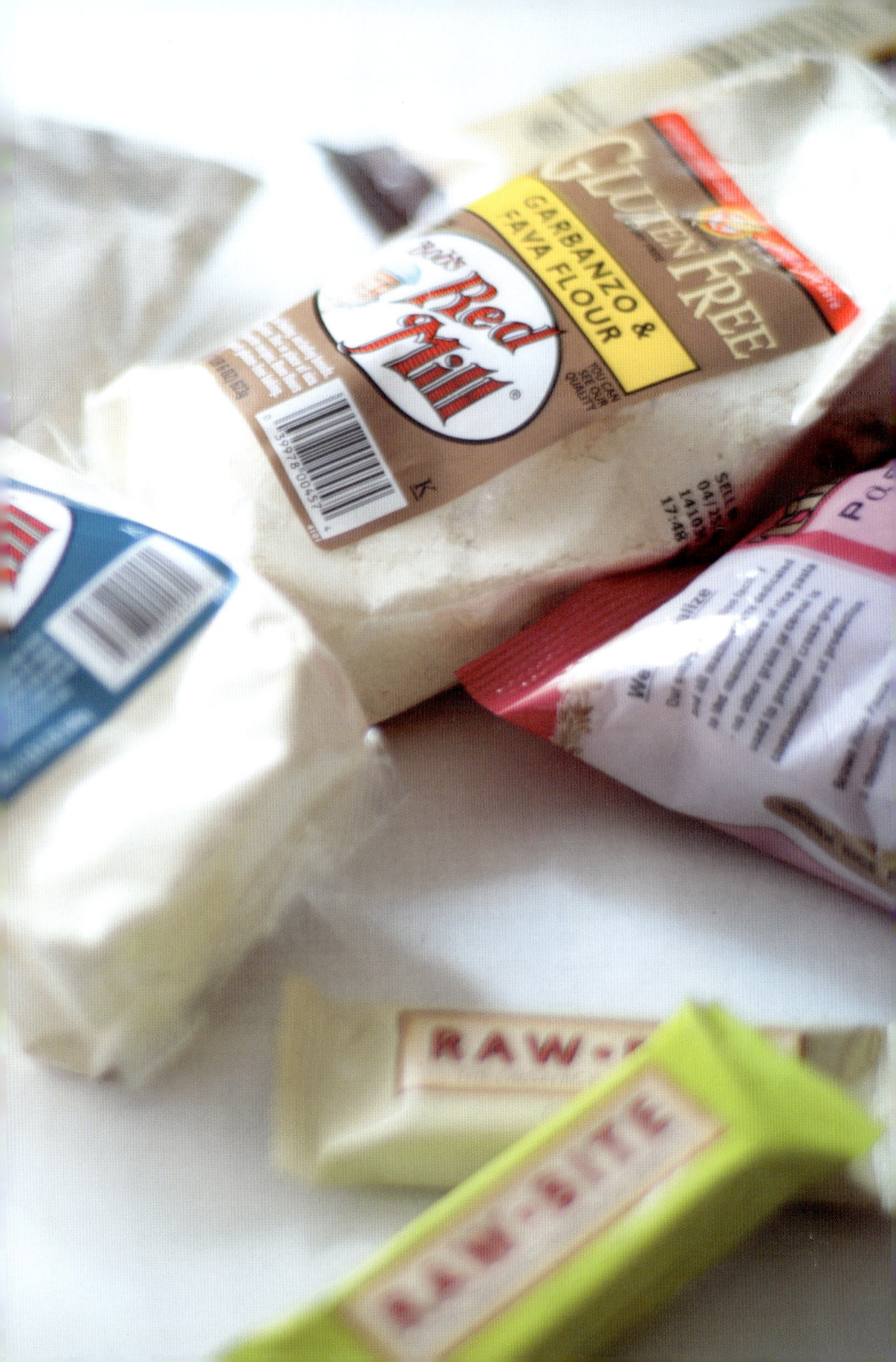

欧米ではグルテンフリーが大ブーム！

アメリカやヨーロッパ、オーストラリアなどの国々では、
空前のグルテンフリーブーム。セレブがグルテンフリーダイエットを
実践していたことをきっかけに一般市民の間に広まり、
今では特別なダイエット法ではなく、健康的なライフスタイルのひとつとして、
人々の日常生活に深く浸透しています。

1 スーパーにグルテンフリーセクションがあるのが常識

アメリカ、ヨーロッパ、オーストラリアでは普通のスーパーに行けば、グルテンフリー食材を集めたコーナーが大きなスペースを占めています。グルテンフリーのパスタやシリアル、パンやクラッカー、お菓子作りの粉など、必要なものはなんでも揃います。健康に気を使う人々がグルテンフリー食材を楽しむ環境が整っているのは羨ましい限り。

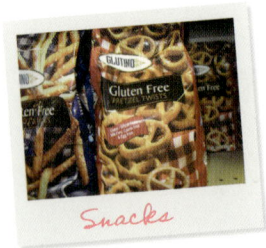

Snacks

おやつがやめられない人も大丈夫。スーパーのグルテンフリーコーナーには、プレッツェルやクッキー、ケーキなど、美味しいお菓子が並んでいます。

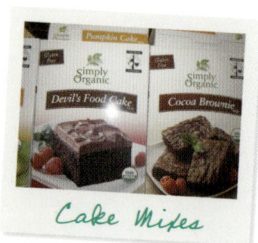

Cake Mixes

お菓子作りやパン作りに使う粉も、米粉やそば粉など、グルテンフリーの代用品がたくさん。手作りおやつも、これさえあれば手軽に作れてしまいます。

2

レストランのメニューにも GF (グルテンフリー) マーク

ヨーロッパやオーストラリア、L.A. や N.Y. などの健康意識が高い人々が集まるエリアでは、多くのレストランがグルテンフリーメニューを用意。メニューに「GF」と書かれているのは「グルテンフリー」のマーク。今までは「V（＝ベジタリアン）」マークがありましたが、現在では GF マークの方が多いようです。ドミノピザでもグルテンフリーの生地を選ぶことが可能なほど、ポピュラーに。

3

大手ファストフード店にも グルテンフリーメニューが登場

グルテンアレルギー人口が多いと言われるフィンランドでは、ファストフード大手のマクドナルドでも、グルテンフリーバンズが選べます。またサンドウィッチ専門店のサブウェイではアメリカの一部の店舗でグルテンフリーオプションを開始。グルテンアレルギーでなくても、「健康に良さそう」という理由からグルテンフリーメニューを選ぶ人が年々増加中。

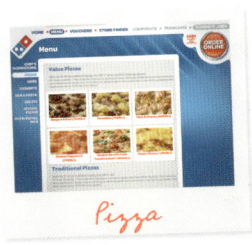

オーストラリアのドミノ・ピザのホームページ。メニューには「グルテンフリー生地」のオプションが。最近のグルテンフリー生地は、言われなければ差がわからないほど美味。

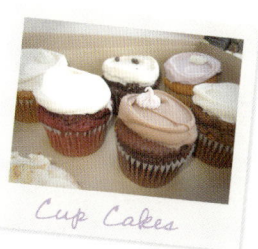

N.Y.発の「Baby Cakes」。グルテンフリーの美味しいスイーツは、アン・ハサウェイやケイティ・ホームズなど、甘いものに目がないセレブに大人気。

セレブも グルテンフリーに夢中

news 1	マイリー・サイラスは2ヶ月のグルテンフリーダイエットで約11キロの減量に成功!
news 2	テニス世界王者、ノヴァク・ジョコヴィッチを勝利に導いたのはグルテンフリーダイエットだった!
news 3	ミランダ・カーは愛息の誕生日をグルテンフリーケーキでお祝い
news 4	クリントン元大統領ファミリーは健康のためグルテンフリー生活を実践
news 5	ジュリア・ロバーツのキッチンにある食品はすべてグルテンフリー

　インターネットや雑誌では、セレブのグルテンフリーダイエット関連記事が急増中。クリントン元大統領は心臓のバイパス手術後、健康のためにグルテン抜きとヴィーガンの食生活を始めたところ、12キロの減量に成功。今では妻のヒラリー、娘のチェルシーも一緒にグルテンフリーライフを送り、チェルシーの結婚式ではウェディングケーキをグルテンフリーでオーダーしたほどの徹底ぶりだそう。最近では、歌手のマイリー・サイラスがグルテンフリーだけで2ヶ月で約11キロもやせて話題に。ほかにもレディー・ガガ、ヴィクトリア・ベッカム、スカーレット・ヨハンソン、プロゴルファーのミシェル・ウィーなど、名だたるセレブたちがグルテンフリーダイエット愛好者です。セレブの間で急速に広まるグルテンフリーブームは、グルテン抜きの食生活がもたらす恩恵の高さを実証していると言えるのではないでしょうか。

Novak Djokovic

ノヴァク・ジョコヴィッチ

テニス選手のジョコヴィッチは2011年からグルテンフリーダイエットを開始。その結果、試合での動きがシャープになり、世界王者の座を獲得。

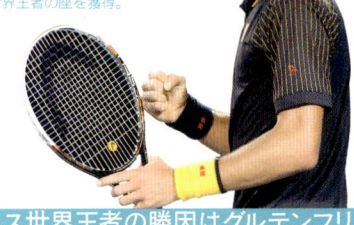

テニス世界王者の勝因はグルテンフリー

Anne Hathaway

アン・ハサウェイ

厳格な菜食主義者で、グルテンのほか、卵、砂糖、乳製品も摂らないアン。でもスイーツには目がなく、グルテンフリーのアップルケーキが大好物だとか。

ストイックなダイエットで美貌と体型を維持

Miranda Kerr

ミランダ・カー

「グルテンフリーのライフスタイルを送ると気分も良くなる」と大絶賛のミランダ。息子の1歳の誕生日もグルテンフリーケーキで祝ったそうです。

ハッピーオーラの秘密は食生活にアリ！

Jessica Alba

ジェシカ・アルバ

健康的なセクシーボディの秘密はグルテンフリーダイエット。グルテンフリーのパンやケーキを楽しんでいることを、自身のTwitterで明かしていました。

Twitterでグルテンフリー生活つぶやき中

All photo ©amanaimages

Gwyneth Paltrow

グウィネス・パルトロウ

体型キープにストイックなまでにこだわっているグウィネス。2008年から自身のWebサイトgoopで、数々のグルテンフリーレシピを披露しています。

2013年に自身のグルテンフリーレシピ本を出版

そもそもグルテンって何？

日本ではまだあまり聞き慣れない、「グルテン」という言葉。
小麦やライ麦、大麦に含まれるタンパク質の一種のことで、最近の研究では肥満や消化などに影響があることがわかってきています。
さらに肌の状態や老化にも関係していると言われています。

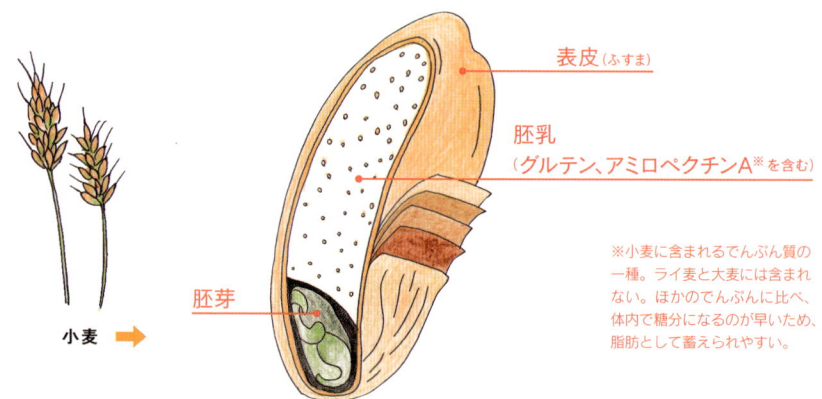

※小麦に含まれるでんぷん質の一種。ライ麦と大麦には含まれない。ほかのでんぷんに比べ、体内で糖分になるのが早いため、脂肪として蓄えられやすい。

一見ヘルシーそうな全粒粉パンでも
砂糖より血糖値の上昇率が高いワケ

　グルテンとは、小麦やライ麦、大麦に含まれるタンパク質の一種。パンやケーキなどのもちもち感を出したり、膨らませたりするのに関係しているのがこの成分で、ここ60年、品種改良により小麦に含まれるグルテンの割合は非常に大きくなりました。グルテンアレルギーの人以外の人にも影響するのが、グルテンの中の「グリアジン」というタンパク質成分でグリアジンは脳内で麻薬のような働きをして食欲を刺激します。さらに小麦製品に含まれる「アミロペクチンA」というでんぷん質は、普通のでんぷんより血糖値を上昇させる働きが強く、インスリンの分泌を急激に増やします。インスリンの分泌が増えると太りやすくなるのはもちろん、肌の老化の原因である糖化が促進され、さらに皮脂腺を刺激してニキビができやすくなるなど、様々な弊害が。一見身体に良さそうな全粒粉の食パンも、2枚で白砂糖大さじ2杯分よりも血糖値が上がると言われる理由はコレ。ただしライ麦と大麦にはアミロペクチンAは含まれないので、どうしてもパンを食べたいなら、小麦を一切使っていないライ麦などを使ったパンを選ぶようにしたいものです。

クセになる！？
グルテンの中毒性

パンやパスタがやめられないのは、あなたのせいではありません！
実はグルテンには、麻薬のような強い中毒性があると言われています。
だから食べれば食べるほど、もっと食べたくなるという、
負のスパイラルに。

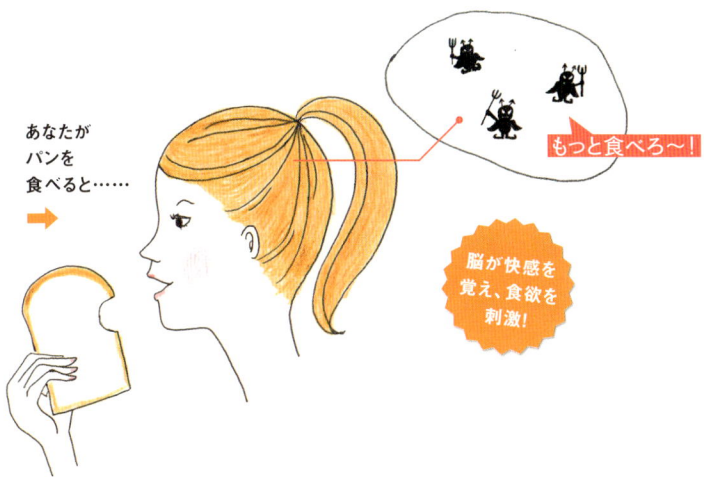

あなたがパンを食べると……
もっと食べろ〜！
脳が快感を覚え、食欲を刺激!

グルテン＝麻薬!?

　グルテンの成分のひとつであるグリアジンは、脳内で麻薬のような働きをする物質。このためグルテンを摂ると脳は快感を覚えハイ状態になり、食欲を司る中枢を刺激。このグリアジンの中毒性は強く、1日約400キロカロリー分も余計に食べてしまうほど、食欲を増加させる作用があると言われています。

食べれば食べるほど欲しくなる!

　グルテンを含む食べ物を摂ると、脳はグルテンをもっと欲しがります。例えば朝にパンを食べると、昼にはパスタが食べたくなり、おやつにケーキが食べたくなる……。気がつけばグルテン中毒のようになり、グルテンがやめられなくなってしまう。これがグルテンの恐ろしさです。

欧米ではグルテンアレルギーが問題に！

　年々増え続ける、小麦やライ麦、大麦に含まれるタンパク質、グルテンのアレルギー患者。この内、重度のグルテンアレルギーを「セリアック病（グルテン不耐症）」（注1）と言い、グルテンにより小腸がダメージを受け、栄養が吸収できなくなる深刻な病。それ以外の、グルテンの摂取によりなんらかの体調不良が出るアレルギー体質を「グルテン過敏症」（注2）と呼びます。どちらもグルテンを摂ると腸の免疫システムがグルテンを異物と認識して過剰に反応することで炎症を起こし、それが腹部の膨満感や消化不良など、身体の様々な不調を引き起こすというもの。現在アメリカでは、約133人にひとりがセリアック病、約20人にひとりがグルテン過敏症（注3）と言われています。このグルテン過敏症は無自覚症状も多く、消化に問題がなくても、肌荒れや慢性的な無気力感、慢性疲労、下痢や便秘、集中力や体力の低下、重いPMS（月経前症候群）や生理不順、不妊症、喘息、口内炎、関節痛など、人によって様々な症状が起きると言われています。

　「グルテンフリーダイエット」は、元々、このグルテンアレルギー患者のための食事療法。グルテンアレルギーの疑いがある人が、試しにグルテンをカットしてみたら体調や精神状態がすごく良くなったという例が多かったことから、世界中に広まっていきました。

　日本ではグルテンアレルギーの研究の歴史はまだ浅いため、自覚症状がなくてもグルテン過敏症である潜在的患者が多い可能性があります。グルテンは様々な健康問題の原因となっている場合があるのですが、病院に通うようなはっきりとした症状が現れるのではなく、日々感じる小さな不調に隠れているので、気づかずに体調が優れないまま過ごしてしまっている人も多いのです。

　もしかしたら、あなたのニキビや肥満、便秘などの症状も、グルテンの摂り過ぎが原因かもしれません。ではグルテン過敏症の人は、身体にどんな症状が出るのでしょう？　右ページでチェックしてみてください。ひとつでも心当たりがあれば、2週間グルテンをカットする、「グルテンフリーダイエットプログラム」（P26～）で体調の変化を比べてみましょう。

※注1：グルテンの摂取により小腸の絨毛が炎症を起こし、栄養素の吸収ができなくなるため、身体に様々な不調を起こす、アレルギー疾患のこと。

※注2：2011年にオスロで開催された第14回国際セリアック病シンポジウムでは、セリアック病ほど深刻でなくとも様々な症状が出る状態を「セリアックではないグルテン過敏症」(Non-Celiac Gluten Sensitivity) と定義付け、程度に応じて呼び方を分けています。

※注3：出典／Beck, Melinda, "Clues to Gluten Sensitivity," THE WALL STREET JOURNAL, March 15, 2011.

こんな症状が あったらあなたも グルテン過敏症かも？

Your Condition is...

- ⇨ 小麦製品が常に欲しくてたまらない
- ⇨ いつもボーッとして集中力がない
- ⇨ 疲れやすく、やる気が起きない
- ⇨ ニキビができやすい体質だ
- ⇨ 美容に気を使っているわりに効果が出ない
- ⇨ お肌も髪の毛もツヤやハリがない
- ⇨ ダイエットの成果が常にイマイチだ
- ⇨ 胃腸が弱く下痢や便秘に悩んでいる
- ⇨ 食後に膨満感があって苦しい
- ⇨ よく口内炎ができる
- ⇨ 感情の起伏が激しく、うつ気味で落ち込むことが多い
- ⇨ 生理痛やPMS（月経前症候群）が重いのが悩み
- ⇨ アトピーや喘息の持病が改善されない
- ⇨ 原因不明の偏頭痛や、肩こり、関節痛がひどい

私がグルテンフリーを
始めた理由

　18年前、私はいつも体調が優れず、慢性疲労や腰痛がひどく、その上、顔色も悪く、目の周りにヒドイクマ……。あちこちの病院を渡り歩いた末、約1年後にようやくIgAネフロパシー（IgA腎症）という腎臓の自己免疫病だと診断されました。
　そこで様々な研究結果を調べたところ、「グルテン」という小麦、ライ麦、大麦に含まれる成分が、すべての自己免疫病と深い関わりがあることを知りました。「ものは試し」、とグルテンフリー生活を始めてみたところ、徐々に症状が改善され、1年後の検査では、腎臓の異常を示すIgA値も正常値に戻っていて、主治医の先生も驚いていました。
　私は「グルテン過敏症」という、グルテンにアレルギー反応を示す体質だったのに、当時はその病気自体が知られていなかったため、それに気づくことができませんでした。そのためグルテンを摂るたびに内臓が炎症を起こし、それが自己免疫病や様々な身体の不調に繋がっていたのです。私の母は「セリアック病」という重度のグルテンアレルギーで、その体質が私にも遺伝していたようです。そして怖いのは、家族にセリアック病の人がいなくても、花粉症のように、成人してからある日突然発症するケースもあるということ。小麦中心の食生活が急速に広まった日本でも、グルテンアレルギーは他人事ではありません。今後は必ずや、大きな社会問題となっていくでしょう。
　今でもごくたまにグルテンが入っていることに気がつかずに食べてしまうときがあります。そういうときは、ニキビができたり、消化不良を起こしたり、胃がもたれたりと、すぐに不調のサインが。ですからグルテンフリーではない食生活なんて、私にはもう考えられません。

私が
グルテンフリー生活を
始めて、変わったこと

悩んでいたひどいクマと生理前のニキビが改善

グルテンフリーを始めてまず気がついたのが、肌がキレイになったこと。ツヤやハリが出て、以前に比べ、健康的な輝きのある肌に。そして生理前に必ず出来ていたイヤ〜なニキビが出来なくなったことも、嬉しい驚きでした。

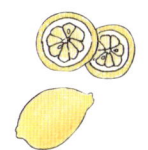

通院しても改善されなかった自己免疫病が完治した

長年患っていた腎臓の自己免疫病の症状がなくなり、病院の検査結果では正常値に。体質まで改善されたおかげで、悩んでいた身体の不調がなくなりました。すべての不調の原因は、グルテンだったのです。

やる気が出て疲れにくくなり、毎日がスッキリ

大変疲れやすく、仕事に集中できない状態が続いていましたが、「忙しいから仕方がない」とあきらめていました。それがグルテン抜きの食生活に変えてから、エネルギーが湧いてきて毎日楽しく過ごせるように。朝も目覚めやすくなりました。

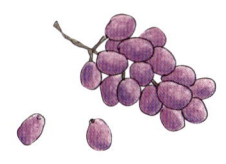

毎日の食生活チェック

気がつけば日本でも、お米が主食の和食より、小麦中心の欧米スタイルの食生活を送る人が年々増えつつあります。下のチェックリストで食生活をチェックして、当てはまる項目が多ければ、あなたはグルテン依存症かも!?

Check!
✓

- ☐ 朝はご飯よりパンを食べたい
- ☐ 食事をパスタやラーメンなど、一品だけで済ませがち
- ☐ メニューに迷ったときは麺類を選ぶことが多い
- ☐ ケーキやドーナツなどの流行スイーツは必ず試す
- ☐ 話題のイタリアンレストランはチェックする
- ☐ 美味しいパン屋情報には自信がある
- ☐ パンケーキブームは正直、嬉しい
- ☐ 外食では和食やアジア料理より洋食の方が好き
- ☐ お好み焼き、たこ焼き、うどん。粉ものに目がない

↳ *Answer*

0〜3個 ：ひとまず安心
4〜6個 ：やや注意。生活習慣を見直そう
7個以上 ：要注意。今すぐグルテンフリー生活を始めてみて

Let's start from the next page.

グルテンフリーダイエットを始めよう

Part.2

第1章でグルテンフリーダイエットに興味を持ったら、早速実践してみましょう。基本ルールから具体的な食事までグルテンフリーダイエットに必要な知識をわかりやすく解説します。

Let's start a Gluten Free Diet !

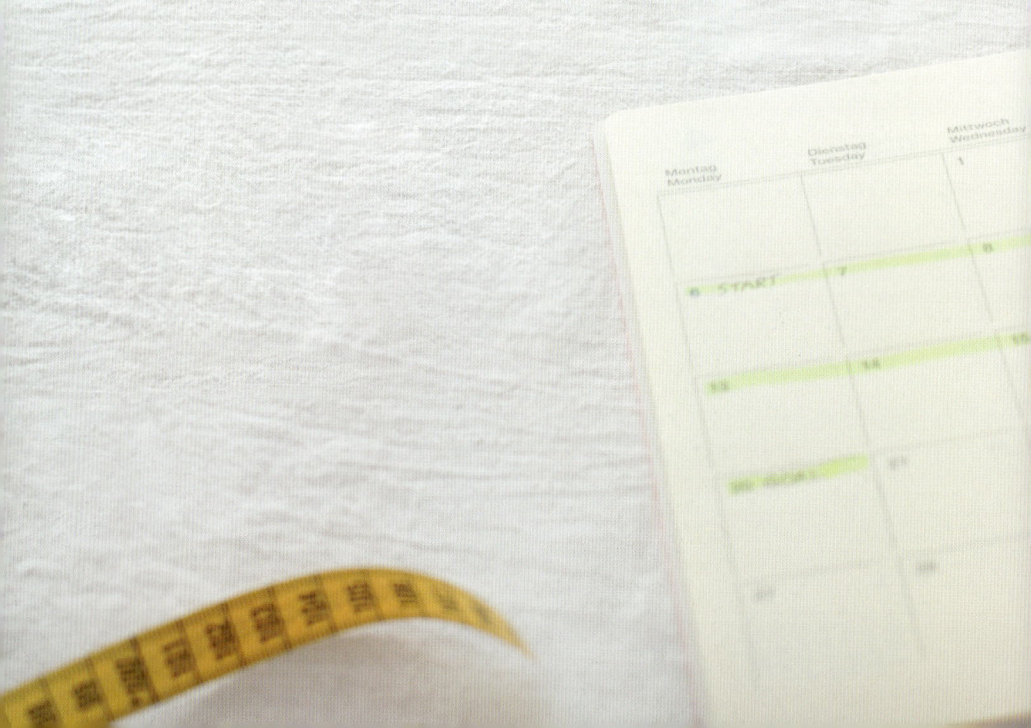

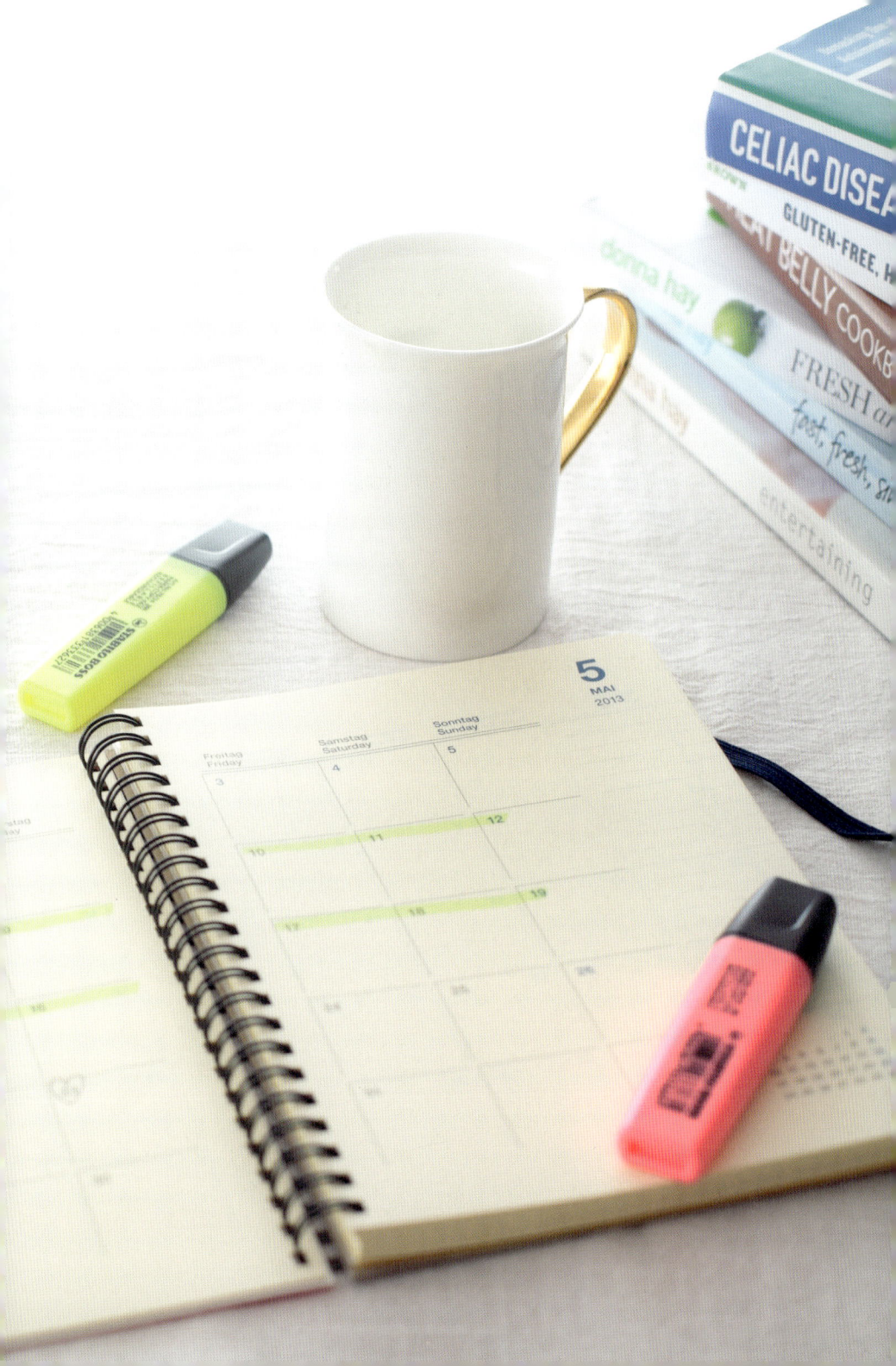

まずは2週間！
グルテンフリーダイエットプログラムで効果を実感

グルテンフリーダイエットは、決して難しいダイエットではありません。まずはこの章でご紹介するグルテンフリーダイエットプログラムを2週間試して、その素晴らしさを実感してみてください。

1st week 1週目！

Let's start ダイエットスタート

　P32からのグルテンフリーダイエットプログラムのルールや具体的なメニューを参考に、グルテンフリーの食生活に切り替えてください。人によっては、最初の3、4日間はパンやパスタなどが欲しくてイライラすることもあるでしょう。マッサージやエステ、ヨガなど、ストレス解消できる自分のためのご褒美を用意して、この「グルテン禁断症状」を乗り切りましょう。また、個人差がありますが、グルテンを抜くことによってだるさや頭痛などの好転反応が出る可能性も。これはグルテンフリーダイエットの効果が出ているサイン。グルテン過敏症の人ほど、このような禁断症状や好転反応が強く出ることがありますので、2週目以降の体調を楽しみに、グルテンフリー生活を続けてみてください。

Changing your eating style

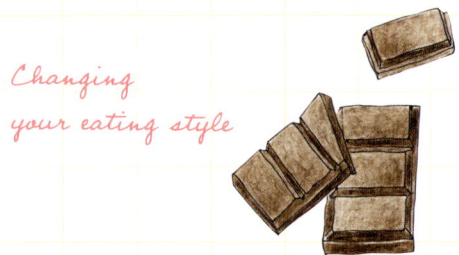

2nd week 2週目! 効果を実感!

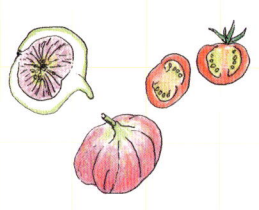
See the effects

グルテンフリーな食生活に慣れてきた2週目。その分、油断や飽きも出やすいので、プログラムで紹介しているメニューやP76からのレシピにご自分のアレンジを加えて、美味しいグルテンフリー生活を楽しむための工夫をしてみましょう。この頃には禁断症状もおさまって、いつもより食後の消化が良かったり、便通が良くなってきたりと、体調に変化が出てくるでしょう。早い人では、肌に透明感が出てきたりすることも。P52からのダイアリーページを使ってその日の体調や気分を記録しておけば、小さな変化にも気づきやすくなるので、ぜひ活用してみてください。この2週間が終わる頃、あなたは今まで悩まされていた身体の不調が改善され、自然と適正体重に近づいているのを実感しているはずです。

3週目以降の注意点

after the 2nd week...

2週間グルテンフリーダイエットプログラムを続けて体重が減ったとしても、元通りの食生活に戻ってしまえば当然リバウンドしてしまいます。どうしてもグルテンを含む食べ物が食べたいときは、P32、P33の基本ルールを守った上、必ずタンパク質も一緒に摂りましょう。タンパク質には、血糖値とインスリン濃度が急激に上昇するのを抑制する働きがあります。また、グルテンフリーダイエットは、長く続ければ続けるほど効果を実感できるダイエット。2週間のプログラムが終了したあとも、なるべくグルテンは控えましょう。そしてグルテンを摂ったときに身体がどのような反応を起こすか、注意深く見守ってください。もし少しでも不調が出るようであれば、グルテン過敏症の可能性があります。

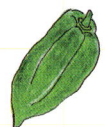
Maintain it

エリカ・アンギャル流
食べていい食材、避けた方がいい食材

基本的に、グルテンフリーダイエットでは、食事からグルテンを抜くだけでOK。
グルテンを含む食材とはどんなものなのか、リストでチェックしてみましょう。

このプログラムはセリアック病、小麦粉アレルギーの方のためのプログラムではありません。

◯ OKな食材

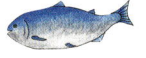

食べ物	米 餅 きび・あわ キヌア アマランサス 十割そば ビーフン フォー はるさめ 米粉麺	米粉 玄米粉 そば粉 大豆粉 片栗粉 くず粉 コーンスターチ ココナッツパウダー タピオカ粉 ホワイトソルガム粉	魚介類 肉 卵 イモ類 とうもろこし 野菜 果物 豆類 豆腐・納豆 こんにゃく	バター チーズ ヨーグルト だんご 大福もち ポップコーン ゼリー チョコレート ナッツ ドライフルーツ
飲み物	日本茶 紅茶 牛乳	コーヒー ウーロン茶 ハーブティー	日本酒 梅酒 焼酎	ワイン シャンパン ウイスキー・ウォッカ

※グルテンアレルギーの方は牛乳アレルギーでもある可能性が高いと言われているので注意が必要です

調味料	塩 こしょう 米味噌 ハーブ類	米酢 ワインビネガー バルサミコ酢 りんご酢	砂糖・黒糖 はちみつ メープルシロップ アガベシロップ	油 生姜 にんにく わさび

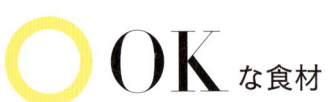

🚫 NG な食材

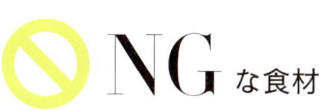 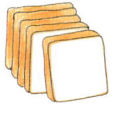 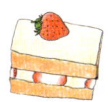

食べ物	パン ベーグル パスタ 小麦粉 全粒粉 パン粉	うどん ラーメン 焼きそば スパゲティー マカロニ クスクス	ピザの生地 揚げものの衣 ぎょうざの皮 ワンタン 中華まんの皮 麩 市販のカレーやシチューのルウ	ケーキ クッキー マフィン スコーン ドーナツ クラッカー

※上記食材は一般的にグルテンが含まれる可能性が高いものをあげています。
すべての食品に必ずグルテンが含まれるというわけではありません。

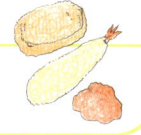

飲み物	ビール・発泡酒

🔺 確認が必要 な食材

こんなにもグルテンが。パッケージを裏返して原材料欄を確認しましょう。

原材料表示 確認したい 食べ物

そば➡ 100%そば粉の十割そば以外は、つなぎに小麦を使用。
米粉パン➡ ふっくらとさせるために小麦を混ぜているものが多いので注意。
醤油➡ 一般的な濃口醤油は多くの商品で小麦を使用。
　　大豆と塩のみで作られた「たまり醤油」がおすすめ。
味噌➡ 米味噌はOK。麦味噌はNG。だし入り味噌は小麦使用の可能性あり。
酢➡ 米酢、玄米酢はOK。醸造酢は小麦使用の可能性あり。
ドレッシング・ソース・マヨネーズ・ケチャップ・みりんなどの調味料➡
　　メーカーにより異なるので原材料欄で確認を。穀物酢が入っている
　　場合は「小麦」と書かれていなくても、小麦使用の可能性あり。
アイスクリーム➡ コーン部分、モナカ部分、クッキー入りのもの
　　などの他にも、小麦使用の可能性あり。

その他の加工食品にも小麦が使用されているものも多いので原材料欄を確認してください。

エリカ・アンギャル流

グルテンフリーダイエットの基本ルール 10

1 カロリー表示より原材料表示をチェック

日本の女性はカロリーばかりを気にしがちですが、本当にチェックすべきは原材料。小麦（ライ麦・大麦）は意外なものにも入っていることが多いので、必ず原材料を確認しましょう。

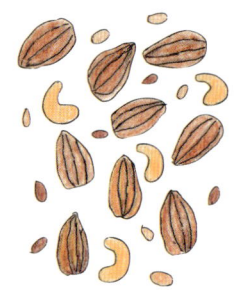

2 タンパク質を毎食必ず加えましょう

タンパク質には血糖値の上昇を抑える効果があり、新陳代謝を活発にするための筋肉をキープする大切な栄養素。魚や卵、大豆などの良質なタンパク質を、3食必ず取り入れて。

3 バランスの良い食生活が基本です

美容と健康のために、カラフルな食材をバランス良く摂りましょう。たとえグルテンフリーの食材でも、同じものばかり食べるのはNG。旬の食材などを取り入れて、バリエーション豊かな食卓に。

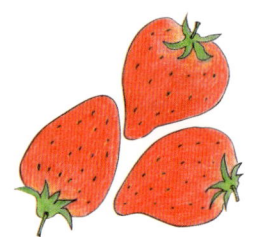

4 成功のポイントは「準備」にあり

週末にグルテンフリーのマフィンを作っておいたり、ナッツやドライフルーツを持って外出すれば、小腹が空いたときも安心。事前の準備が成功のカギと心得て。

5 グルテンフリー仲間を作りましょう

友達と一緒にグルテンフリーダイエットを実践すれば、グルテンフリー情報をシェアしたり、挫折しそうなときに励まし合うことができます。SNSなどを上手に活用してみましょう。

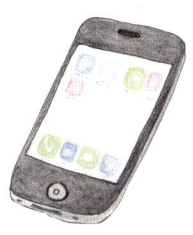

6 美味しいグルテンフリー食材を選んで楽しく

「グルテンフリー」=「美味しくない」、というのは誤った認識。P76からの私のおすすめレシピやP30、P31の食材リストを参考に、美味しいグルテンフリーメニューを楽しんでください。

7 迷ったときは和食を選んで

献立を考えるときや外食のメニューを選ぶとき、何がグルテンフリーなのかわからなかったら、とりあえず和食を選んで。和食のメニューはそもそも小麦を使うレシピが少ないので、食材にグルテンが含まれる可能性がぐっと減ります。

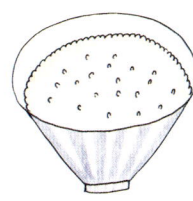

8 がんばっている自分にご褒美を

特にグルテン絶ちを始めて最初の3、4日間くらいは、禁断症状が出てイライラしがち。マッサージやエステに行ったり、好きなDVDを観たり、がんばっている自分を甘やかしてあげて。

9 禁断症状は好転へのサインと受け取って

グルテンには強い中毒性があるため、なかなかやめられないことも。でもその欲求が強いほどグルテン過敏症である可能性は高く、グルテン絶ちの効果も高いということになるのです。

10 途中で挫折しても自分を責めないで

グルテンは分解されると脳を刺激して「もっと食べたい」という欲求を起こす、麻薬のような中毒性があります。なので挫折しても、自分には無理! と投げ出さず、できる範囲で少しずつ減らしていきましょう。

Breakfast
朝食

朝はこの3パターンから選びましょう

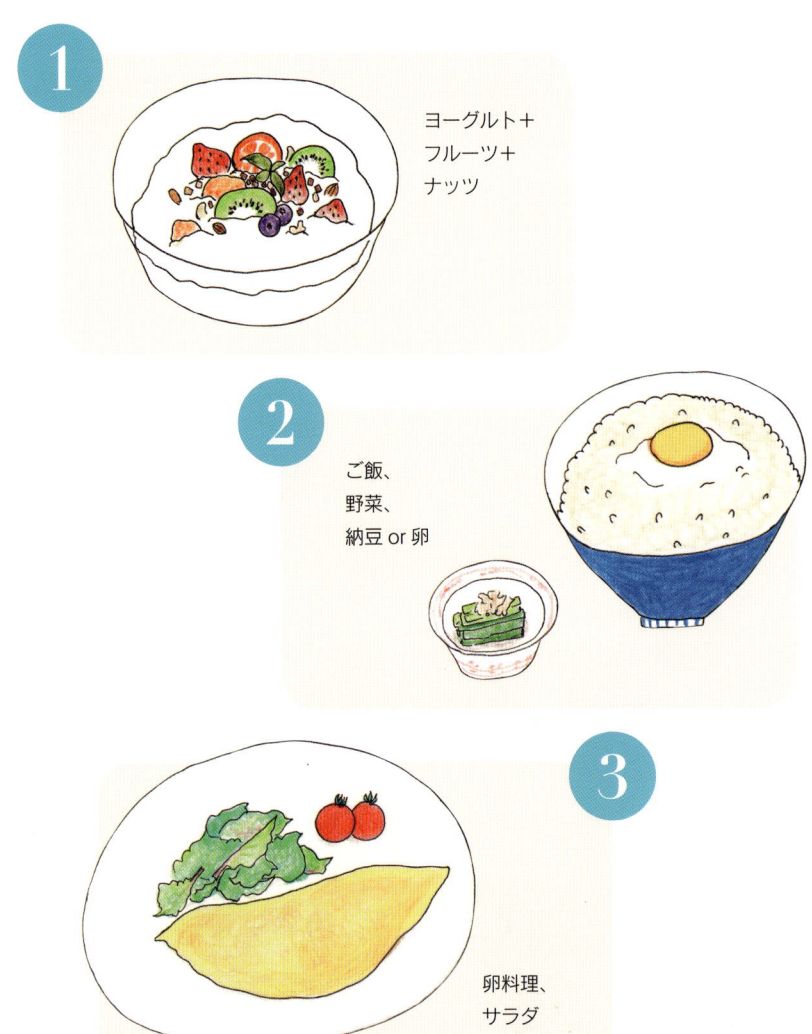

1 ヨーグルト＋フルーツ＋ナッツ

2 ご飯、野菜、納豆 or 卵

3 卵料理、サラダ

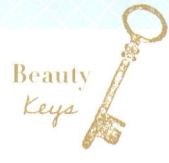

Beauty Keys

朝食抜きは絶対にいけません。
王様のようにたっぷり食べましょう。

* * *

ヨーグルトは砂糖や人工甘味料、添加物の入っていない、生乳100％のプレーンタイプを選びましょう。

* * *

空腹時にフルーツ100％ジュースは血糖値を急激に上げるので、飲むならグリーンスムージーがベター。

* * *

日本旅館の朝食は、栄養素のバランスが取れた理想的な献立。朝は和食がいちばんおすすめ。

ズボラさんのための Easy Recipe

豆腐入りスムージー

時間のない朝に、一品でタンパク質と食物繊維が摂れる豆腐入りスムージーは、手軽で便利。

材料
絹ごし豆腐、パイナップルの缶詰、はちみつ、水 … それぞれ適量

作り方
ミキサーに材料を入れて混ぜる。お好みではちみつを入れて甘みを調節しても。

Lunch
昼食

魚or肉＋野菜＋ご飯
もしくはグルテンを使用していない下記のメニューを参考に

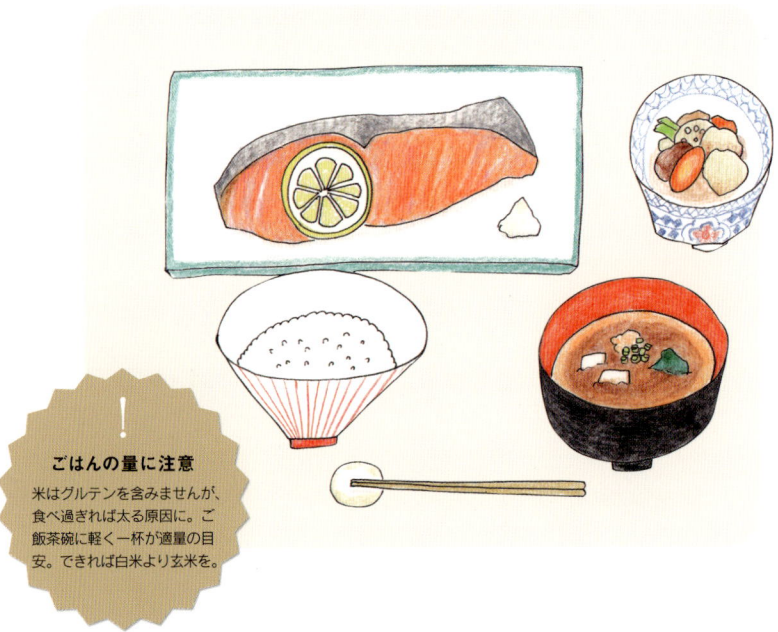

ごはんの量に注意
米はグルテンを含みませんが、食べ過ぎれば太る原因に。ご飯茶碗に軽く一杯が適量の目安。できれば白米より玄米を。

For Example

① 山菜十割そば＋だし巻き卵
② チキンサラダ
③ 温野菜＋チキンソテー
④ シーフードフォー＋生春巻き
⑤ 海鮮丼＋サラダ
⑥ 親子丼＋野菜のみそ汁
⑦ ツナやシャケおにぎり＋みそ汁
⑧ サーモンとクリームチーズとレタス入りそば粉ガレット

Beauty Keys

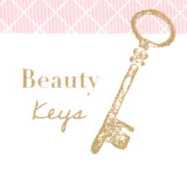

なるべく一品ではなく、サラダやスープなどの

サイドメニューを加えてバランス良く。

* * *

そばはつなぎに小麦を使っていることが多いので、

必ずそば粉100%の十割そばを。

* * *

コンビニしかチョイスがなければ、サラダにツナ缶や

温泉卵、豆腐をトッピングすれば栄養バランスをクリア。

* * *

タンパク質豊富な、チキンや卵、大豆製品や

魚などが入ったメニューを意識的に選びましょう。

ズボラさんのための *Easy Recipe* → **ニース風サラダ**

ツナとジャガイモ、ゆで卵入りのニース風サラダは一品で満足感充分。タンパク質も豊富なメニュー。

材料
ロメインレタス、ゆでたジャガイモ、アンチョビフィレ、ツナ缶、パプリカ、ゆで卵、黒オリーブ(あれば)
… それぞれ適量

作り方
材料を適当な大きさに切ってボウルで混ぜ合わせる。オリーブ油、レモン汁、塩、こしょう、バルサミコ酢それぞれ適量を合わせたドレッシングをかける。

Snacks
おやつ

おやつにはこの3つがおすすめです

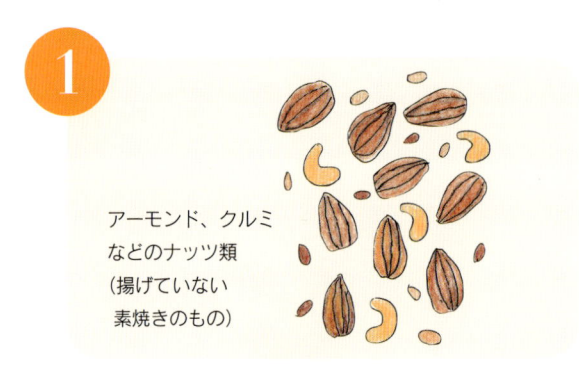

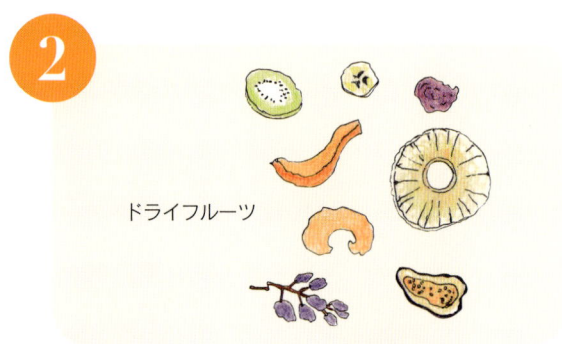

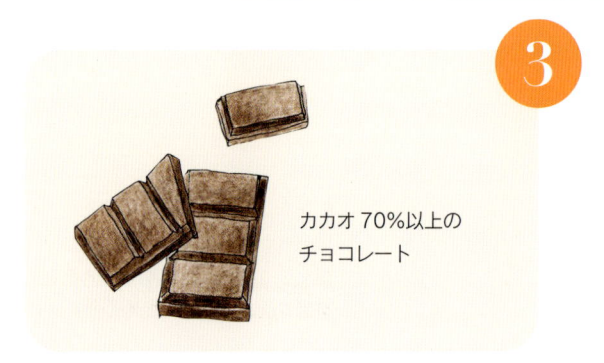

1 アーモンド、クルミなどのナッツ類（揚げていない素焼きのもの）

2 ドライフルーツ

3 カカオ70%以上のチョコレート

Beauty Keys

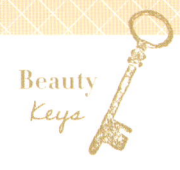

フライしたナッツは悪い油を含むので、

必ず素焼きもしくは生のナッツを選びましょう。

＊＊

甘いものが欲しいときは、抗酸化成分たっぷりの

ドライフルーツをナッツ類と一緒に。

＊＊

ポテトチップスなどの揚げ菓子は美容に良くない

トランス脂肪酸を含むので避けてください。

＊＊

P98からのレシピページで紹介しているグルテン

フリースイーツを準備して、バッグに忍ばせましょう。

ズボラさんのための Easy Recipe

ドライデーツ＆アーモンド

良質な植物性オイル豊富なアーモンドと、ビタミンや抗酸化成分たっぷりのデーツを一緒に。

材料
素焼きアーモンド、
ドライデーツ（ナツメヤシ）
… それぞれ適量

作り方
ドライデーツの穴に、素焼きアーモンドを詰める。アーモンドには血糖値の急激な上昇を抑える効果があるので、美容に最強の組み合わせ。

Dinner
夕食

魚or肉＋野菜＋ご飯

もしくはグルテンを使用していない下記のメニューを参考に

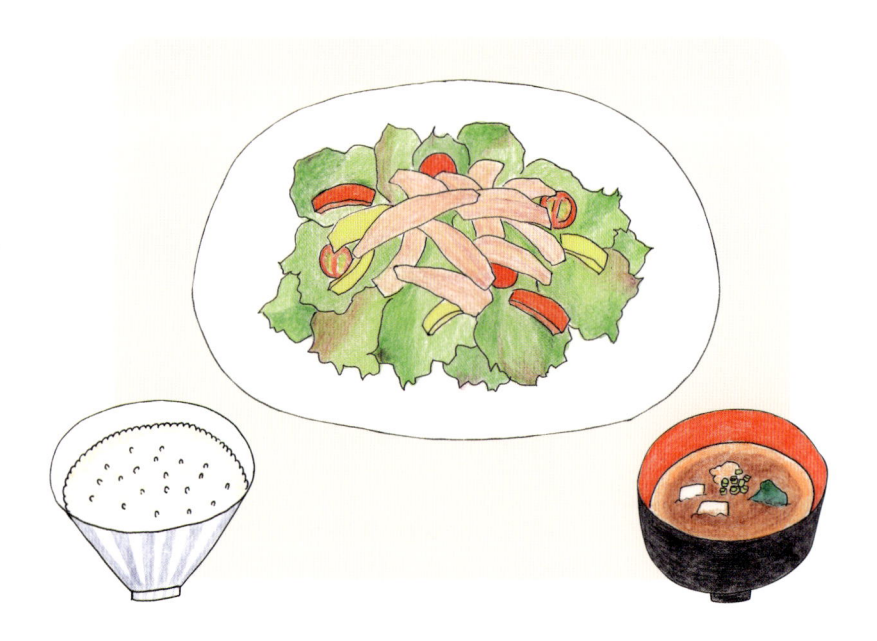

For Example

① 魚のアクアパッツァ＋トマトのカプレーゼ
② トマトソースの玄米パスタ（P78参照）
③ タイカレー＋玄米（P91参照）
④ やき鳥＋生野菜サラダ
⑤ サーモンのちらし寿司＋みそ汁
⑥ グリルした野菜とチキン
⑦ 野菜のバーニャカウダ＋魚のソテー
⑧ 魚のカルパッチョ＋玄米リゾット

Beauty Keys

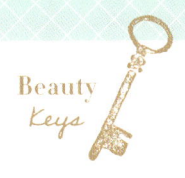

ご飯は白米より栄養価が高く血糖値が急激に上がらない、玄米や発芽玄米を選んでヘルシーに。

* * *

お肉はなるべく脂肪分の少ないものを。タンパク質豊富なチキンが健康的でおすすめです。

* * *

伝統的な和食であれば、小麦が含まれる可能性がぐっと減ります。積極的に選びましょう。

* * *

消化のことを考えれば、夕食は寝る3時間前までに摂るのが理想的。早めに済ませましょう。

ズボラさんのための Easy Recipe

湯豆腐

植物性タンパク質とイソフラボンを摂れる豆腐と野菜たっぷりの湯豆腐で、身体の芯から暖まって。

材料
豆腐1丁　好きな野菜 … 適量
昆布 … 適量

作り方
鍋に水と昆布を入れて火にかけ、出汁を取る。煮立ったら昆布を取り出し、食べやすい大きさに切った豆腐と野菜を入れて数分煮る。

日本で買える美味しいグルテンフリー食材

私が実際に愛用しているグルテンフリー食材や、小麦製品がなかなかやめられないという方におすすめの小麦代用品の中から、日本で買えるおすすめアイテムだけを厳選。美味しいから、毎日続けられます！　　※商品のお問合せ先は P102 をご覧下さい。

Flours ｛ 粉 ｝

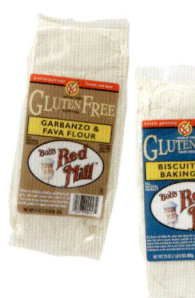

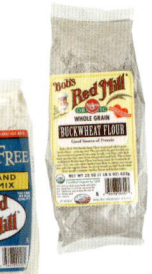

Bob's Red Mill Biscuit and Baking Mix、Garbanzo & Fava Flour／テンガナチュラルフーズ　美味しい粉製品が揃う、ボブズ・レッド・ミル。簡単に作れるビスケット＆ベーキング用ミックスが便利。他の粉に比べ GI 値が低いそば粉は、このブランドのものがお気に入り。

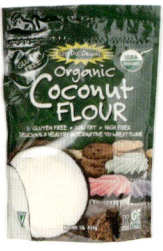

Let's Do...Organic Coconut Flour／テンガナチュラルフーズ　食物繊維が豊富で、血糖値の上昇を抑えてくれるココナッツ粉。自然な甘みがあるから、マフィン作りに最適。

アリサン 大豆粉／テンガナチュラルフーズ　ナッツのような香ばしいフレーバーの大豆粉は、マフィンやケーキ、パンケーキに重宝。

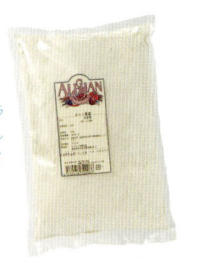

玄米粉／(株)わらべ村　ビタミンBを含み、米粉よりヘルシー。ホワイトソースを作るときに小麦粉代わりに使うのもおすすめ。

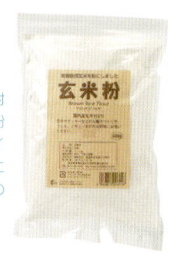

Snacks ｛ おやつ ｝

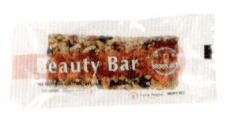

ビューティーバー／ブラウンライス　ドライフルーツやナッツ入りで栄養たっぷり。小腹がすいたときにぴったりの食べ切りサイズ。

ネイキッドバー ペカンパイ／テンガナチュラルフーズ　リッチな甘さが特徴的な食べ応え満点のバー。

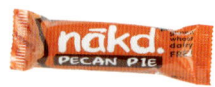

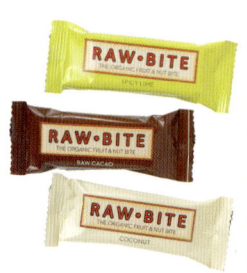

ローバイト・バー スパイシーライム、ローカカオ、ココナッツ／テンガナチュラルフーズ　原料はすべてオーガニックの、デンマーク製スナック。コレ一本で満足感が得られるから、バッグに常備しておきたいおやつ。特にローカカオが私のお気に入りです。

Noodles
{ 麺 }

Tinkyada Pasta Joy Brown Rice Pasta Spirals with Rice Bran ／ブラウンライス・パスタ カナダのティンクヤーダ社のこのシリーズは、もちもちして、グルテンフリーパスタの中でもピカイチの美味しさ。

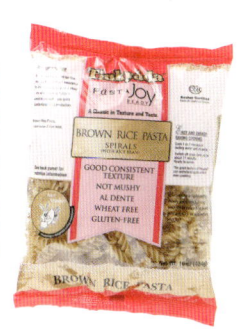

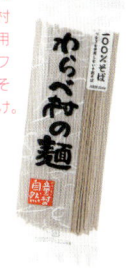

エイティエイト 米粉で使った麺 スパゲティー、うどんタイプ、ラーメンタイプ、きしめんタイプ／共和食品グループ 麺類大好きな人におすすめの米粉麺シリーズ。無理に我慢をしてストレスを溜めるより、代用品を上手に取り入れて、グルテンフリー生活を楽しみながら続けましょう。半生麺で食感が良く、見た目も小麦粉の麺に近いので、家族にそっと出してみてはいかが？

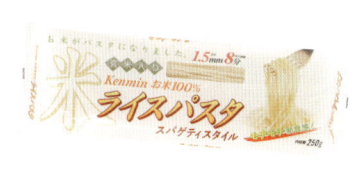

わらべ村の麺 100%そば／(株)わらべ村 原材料に小麦粉を使用していないグルテンフリーのそばは、100%そば粉の十割りそばだけ。

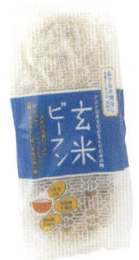

玄米ビーフン／株式会社ヤムヤム 食物繊維豊富な玄米が原材料。茹でなくても、お湯につけるだけですぐ調理できる手軽さも魅力。

玄米入りお米 100% ライスパスタ スパゲティスタイル／ケンミン食品 米粉に玄米を配合。クセがないので、冷製パスタにしても美味しく食べられます。

Others
{ その他 }

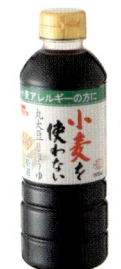

小麦を使わない丸大豆しょうゆ／イチビキ株式会社 小麦不使用なのに普通の醤油と変わらない、さらっとした丸大豆醤油。

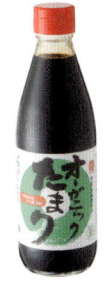

オーガニックたまり／(株)丸又商店 昔ながらの伝統技術で丁寧に作られた、有機JAS認定のたまり醤油。

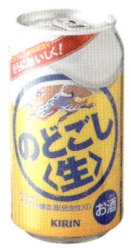

のどごし〈生〉／キリンビール(株) 麦を一切使わない専用工場で生産された、完全グルテンフリーの"第3のビール"。原材料は大豆タンパク。

グルテンフリーダイエット
こんなときはどうすればいい？

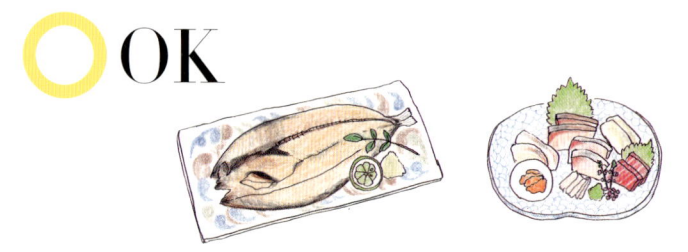

1 外食に行くなら？ > イタリアン・フレンチより **和食屋、ベトナム、タイ料理**を

○ OK

一番のおすすめは和食。和食にはそもそも小麦を使っていない料理が多いので、選択肢がたくさん。ただ、揚げ物は避け、しめには麺類ではなく、ご飯ものを選んで。タイやベトナム料理にも米を主とした料理が豊富です。フレンチ、イタリアンでは、ホワイトソースやピザ、パスタは避け、魚や鶏肉のソテー、カルパッチョ、カプレーゼなどを選びましょう。

2 お酒を飲むなら？ > ビール、発泡酒より **ワインや日本酒**を

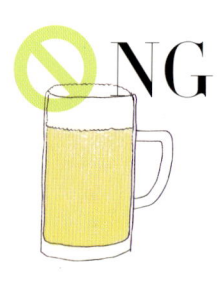

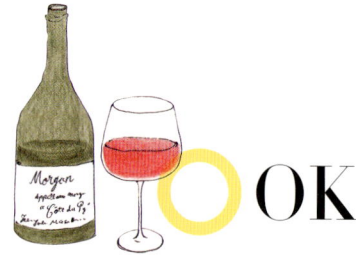

NG　　○ OK

残念ながら、ビールや発泡酒は主に大麦で作られているのでNGです。ただし"第3のビール"と言われ、大麦以外で作られている飲料もあるので、原材料欄を確認して賢く選んで。ウィスキーや麦焼酎は主に大麦を使用していますが蒸留酒の場合はOK。ぶどうが原材料のワイン、シャンパン、米で作られた日本酒は飲んでもOKです。

3 お酒のつまみを選ぶなら？ > フライドポテトや唐揚げより**焼き鳥や枝豆**を

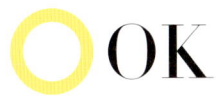

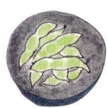

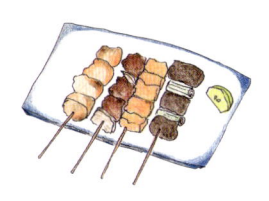

○ OK

居酒屋メニューによくある唐揚げや天ぷらなどの揚げ物は、小麦粉を使っている場合が多いのでNG。日本酒なら、良質なタンパク質が摂れる刺身や焼き鳥、枝豆、冷や奴などを晩酌のお供に。ワインなら、同じくタンパク質を含むチーズや、食物繊維豊富なドライイチジク、美容にいいローストアーモンドなどがおすすめ。

4 コンビニで買うなら？ > お弁当より**単品買い**を

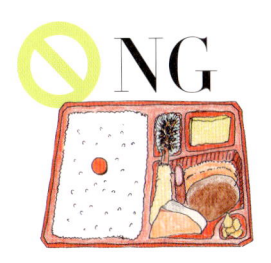

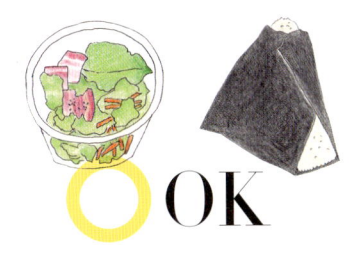

🚫 NG　　**○ OK**

コンビニで手に入る食材でもグルテンフリー生活は可能。菓子パン、サンドウィッチ、揚げ物が入ったお弁当より、単品買いの方が原材料を確認しやすいのでおすすめ。シャケが入ったおにぎりにサラダやゆで卵を足せば栄養バランスも保てます。私がよくやるのは、サラダにツナやシャケ缶をトッピングする食べ方。タンパク質が手軽に摂れます。

グルテンフリーダイエット実践編

グルテンフリーダイエットに挑戦したふたりの食生活を1週間だけのぞいてみましょう。
どんな工夫をして、どんなところでつまづいたか、
自分の食生活と照らし合わせてシミュレーションしてみましょう。

Case 1

Aさん（30代・会社員）
肌荒れが悩みでグルテンフリーダイエットの開始を決意。最近の趣味は料理。性格は几帳面でまじめ。

月曜日
- 朝　プレーンヨーグルト　リンゴ　ナッツ
- 昼　会社近くの定食屋で焼き魚定食
　　（サンマ、ご飯、サラダ、味噌汁）
- 夜　グリルドチキンのサラダ　冷や奴　ご飯

火曜日
- 朝　納豆ご飯
- 昼　コンビニでサラダ＋ツナ缶　おにぎり
- 夜　鮭ときのこの包み焼き　ご飯

水曜日
- 朝　オムレツ　サラダ
- 昼　お弁当を持参（ご飯＋さばのみそ煮＋
　　　　　　　　　卵焼き＋ブロッコリー）
- 夜　野菜のトマト煮込み　ご飯

木曜日
- 朝　プレーンヨーグルト　パイナップル　ナッツ
- 昼　お弁当を持参
　　（ご飯＋焼き鳥＋トマト＋かぼちゃの煮物）
- 夜　きのことかぶとツナの炒め物　ご飯

金曜日
- 朝　卵かけご飯　みそ汁
- 昼　お弁当を持参
　　（おにぎり＋サイコロステーキ＋たまごやき）
- 夜　魚介類とグレープフルーツのマリネと
　　　鶏なべ

土曜日
- 朝　オムレツ　サラダ
- 昼　カフェでアボカドまぐろ丼
- 夜　居酒屋でゴーヤチャンプルー、
　　　ホッケ、サラダなど

日曜日
- 朝　プレーンヨーグルト　ナッツ
- 昼　自宅で玄米パスタ
　　　トマトソースとアボカドで
- 夜　タラと舞茸の包み焼き
　　　ほうれん草のごま和え　ご飯

> **Erica's Check!**
> ダイエット期間中、お弁当を作るのはGOODアイディアですね！

長年悩んでいたニキビがきれいに！

肌に良いと言われるものは全て試してきたにもかかわらず、このプログラムを始める前まで、顔中に赤く腫れたニキビが。ところがグルテンフリーダイエットを始めて2週間、今の私にはニキビと呼べる物はひとつもありません！ 1週間このプログラムを実践した時点で、目立っていたニキビがなくなり、お化粧をするのが楽しくなってきました。2週目に突入したころには、あんなに大好きだったパンやパスタを食べたいという気持ちが薄らいできたのは不思議です。

Case 2

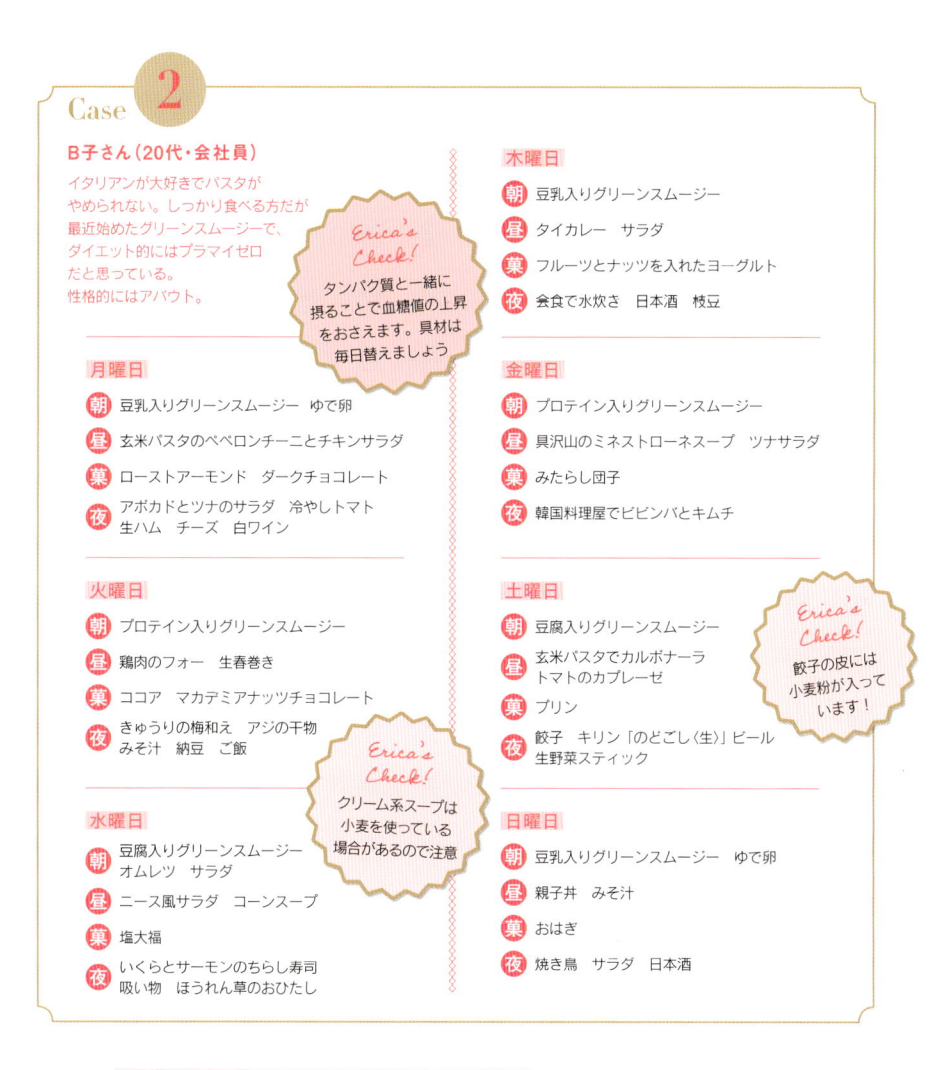

B子さん（20代・会社員）

イタリアンが大好きでパスタがやめられない。しっかり食べる方だが最近始めたグリーンスムージーで、ダイエット的にはプラマイゼロだと思っている。性格的にはアバウト。

Erica's Check!
タンパク質と一緒に摂ることで血糖値の上昇をおさえます。具材は毎日替えましょう

月曜日
- 朝　豆乳入りグリーンスムージー　ゆで卵
- 昼　玄米パスタのペペロンチーニとチキンサラダ
- 菓　ローストアーモンド　ダークチョコレート
- 夜　アボカドとツナのサラダ　冷やしトマト
　　　生ハム　チーズ　白ワイン

火曜日
- 朝　プロテイン入りグリーンスムージー
- 昼　鶏肉のフォー　生春巻き
- 菓　ココア　マカダミアナッツチョコレート
- 夜　きゅうりの梅和え　アジの干物
　　　みそ汁　納豆　ご飯

Erica's Check!
クリーム系スープは小麦を使っている場合があるので注意

水曜日
- 朝　豆腐入りグリーンスムージー
　　　オムレツ　サラダ
- 昼　ニース風サラダ　コーンスープ
- 菓　塩大福
- 夜　いくらとサーモンのちらし寿司
　　　吸い物　ほうれん草のおひたし

木曜日
- 朝　豆乳入りグリーンスムージー
- 昼　タイカレー　サラダ
- 菓　フルーツとナッツを入れたヨーグルト
- 夜　会食で水炊き　日本酒　枝豆

金曜日
- 朝　プロテイン入りグリーンスムージー
- 昼　具沢山のミネストローネスープ　ツナサラダ
- 菓　みたらし団子
- 夜　韓国料理屋でビビンバとキムチ

土曜日
- 朝　豆腐入りグリーンスムージー
- 昼　玄米パスタでカルボナーラ
　　　トマトのカプレーゼ
- 菓　プリン
- 夜　餃子　キリン「のどごし〈生〉」ビール
　　　生野菜スティック

Erica's Check!
餃子の皮には小麦粉が入っています！

日曜日
- 朝　豆乳入りグリーンスムージー　ゆで卵
- 昼　親子丼　みそ汁
- 菓　おはぎ
- 夜　焼き鳥　サラダ　日本酒

イライラしたときは和菓子で切り抜けました！

始めて最初の5日間は、パスタやケーキが食べたくてイライラ。でも救いだったのは、グルテンフリーダイエットはグルテンを含む食べ物以外でも選択肢がたくさんあったこと。イライラしたときは、小麦を使わない和菓子で切り抜けました。9日目くらいから、体重が少しずつ落ち始め、生理前の時期も過食にならずいつもより生理痛が軽くなりました。これはグルテンフリーダイエットの成果ですね！

Case 3 エリカのグルテンフリーダイアリー

私の2週間の食生活をお見せします。グルテンフリーな食事にも、チョイスがたくさんあることがわかっていただけると思います。

1st week
***
1週目

月曜日

- **朝** グルテンフリートースト、ポーチドエッグとアボカドをオリーブオイルとシーソルトで味付け 食後にカプチーノ
- **菓** キャロットとリンゴ、パイナップルと生姜入りフレッシュジュース 一握り分のローストアーモンド
- **昼** 地中海風豆スープとスモールグリーンサラダをオリーブオイルドレッシングで グルテンフリーパンを少量
- **夜** 野菜とツナソースの玄米パスタ 赤ワイン1杯

火曜日

- **朝** イチゴとピーカンナッツを入れたプレーンヨーグルトに亜麻仁を砕いたものを入れて 食後にカプチーノ
- **昼** おそば屋さんで十割りそばの鴨南蛮 ほうれん草と豆腐の小鉢
- **菓** ビューティーボール3個(P100参照)
- **夜** キノコとほうれん草、トマトとフェタチーズ入りの豆腐炒めにキヌアを添えて。赤ワイン1杯 食後に72%カカオのダークチョコレート2切れ

水曜日

- **朝** リンゴ、クルミとバナナ入りのグルテンフリー手作りマフィン リンゴ½個、ローストアーモンド10粒 食後にカプチーノ
- **昼** サーモン入りサラダにオリーブオイルとレモン汁のドレッシングをかけて 玄米クラッカー少々
- **菓** アーモンド、クルミ、レーズンとドライクランベリー、ココナッツフレークを少しずつ 手の平にのるくらい
- **夜** 居酒屋で刺身盛り合わせ、ゴマ豆腐、ツナとアボカドサラダ、焼きなす、卵焼き、鶏つくね、ご飯 梅酒のソーダ割り2杯

木曜日

- **朝** プロテイン入りスムージー(ヨーグルトとバナナ、シナモン、豆乳、クルミ、チアシードとメープルシロップ入り)
- **菓** リンゴ数切れにナチュラルピーナッツバターを塗って
- **昼** 和食屋さんで焼きサバ定食
- **夜** チキンとブロッコリー炒め、玄米 食後にビューティーボール2個

金曜日

- **朝** 手作りグルテンフリーグラノーラにイチゴと豆乳をかけて
- **菓** シーソルトで味付けした枝豆
- **昼** アボカド、キュウリ、赤ピーマン、人参、玄米、砕いたアーモンドといりごまとスプラウトを海苔で巻いたラップサンド
- **菓** 72%カカオのダークチョコレートを2切れ
- **夜** レストランでカプレーゼサラダ、まぐろのグリルにほうれん草とアスパラガスを添えたもの シャンパン1杯、赤ワイン1杯

土曜日

- **朝** そば粉と玄米粉と大豆粉で作ったパンケーキにクルミとメープルシロップをかけて
- **昼** モッツアレラチーズとトマトとバジルのサラダ
- **菓** 手作りのフルーツフローズンヨーグルト
- **夜** レストランでサーモンとアボカドのカルパッチョ、ココナッツクリームがけチキン、蒸したチンゲン菜とえび炒め、シーフードと野菜のビーフン、赤ワイン1杯

日曜日

- **朝** そば粉と玄米粉と大豆粉で作ったパンケーキにクルミとメープルシロップをかけて(P86参照)
- **菓** 人参とリンゴ、パイナップルとパセリのフレッシュジュースにオリーブオイルをひとさじ
- **昼** グリルドチキンにマッシュドスイートポテト、蒸し野菜とオリーブオイルで味付けしたサラダ 72%カカオのダークチョコレート2切れ
- **夜** 地中海風豆スープとグルテンフリートースト 食後にデーツ(ナツメヤシ)2個

Erica's Rule

毎朝、目覚めたら最初に飲むのは白湯にレモンを絞ったもの。
その後グリーン・スーパーフードパウダーを入れたザクロジュースと水。
一日に摂取する飲み物：
ザクロジュースを少量入れた、2ℓの水。カプチーノ2杯、緑茶2杯

2nd week
***
2週目

月曜日

朝 卵とツナとロメインレタス、人参、トマトのサラダを
オリーブオイルとバルサミコ酢ドレッシングで
グルテンフリートースト1枚　食後にカプチーノ

昼 和食屋さんで山菜十割そば、豆腐とほうれん草の小鉢

菓 アーモンド、クランベリー、レーズン、クルミ、
ココナッツフレークを少しずつ　手の平にのるくらい

夜 夕べの残り物の地中海風豆スープ、グリーンサラダ

火曜日

朝 リンゴとクルミとバナナ入りのグルテンフリー
手作りマフィン、リンゴ½個、ローストアーモンド
食後にカプチーノ

昼 ローストポテトとツナ、トマト、キュウリのニース風
サラダにオリーブオイルとバルサミコ酢をかけて

菓 ドライイチジク2個、クルミ3個

夜 たまり醤油で味付けした、タマネギ、舞茸、
ほうれん草とトマトのスクランブル豆腐
キヌア入り玄米

水曜日

朝 クルミ、バナナ、シナモン、ライスプロテインと
アーモンドミルク入りスムージー
食後にカプチーノ

昼 ほうれん草、ロメインレタス、人参、トマト、
大豆とサーモン入りスーパーフードサラダを
オリーブオイルとレモン汁のドレッシングで
玄米ライスクラッカー少々

夜 焼き鳥屋さんで、冷や奴、季節のサラダ、
焼き鳥数種類、メロン1切れ、
梅酒のソーダ割り1杯、白ワイン1杯

木曜日

朝 ポーチドエッグとスライスしたアボカドと
グルテンフリートースト
食後にカプチーノ

菓 人参、リンゴ、パイナップルとパセリ入り
フレッシュジュース　ローストアーモンド

昼 おそば屋さんで十割そば定食

夜 手作りの野菜たっぷりタイ風チキンココナッツカレー、
玄米

金曜日

朝 手作りグラノーラにアーモンドミルクをかけて
イチゴをトッピング　食後にカプチーノ

昼 蒸し野菜にシャケ缶と海苔、いりごまと
ローストアーモンドを添えて
グルテンフリークリスプブレッド2枚

菓 72%カカオのダークチョコレート2切れ

夜 イタリアンレストランで、野菜のバーニャカウダ、
魚のカルパッチョ、カプレーゼ、グリルした魚、
キノコリゾット、フルーツソルベ
シャンパン1杯、赤ワイン1杯

土曜日

朝 ほうれん草とトマト、タマネギと長ネギ、
フェタチーズとハーブのオムレツ
グリーンサラダにオリーブオイルとレモン汁をかけて
食後にカプチーノ

菓 バナナとデーツ(ナツメヤシ)、
アーモンドミルクスムージー

昼 チキンとブロッコリー炒めにキヌア入り玄米を添えて

菓 グルテンフリーの手作りキャロットケーキ

夜 ローストしたカボチャ、カボチャの種をふりかけた
人参とサツマイモのスープ

日曜日

朝 そば粉と玄米粉と大豆粉で作ったパンケーキに
クルミとメープルシロップをかけて　食後にカプチーノ

昼 豆腐とアボカドサラダにオリーブオイルとレモン汁の
ドレッシングをかけて。夕べの残りのローストした
カボチャ、人参とサツマイモのスープ

菓 リンゴとクルミ

夜 野菜とツナのトマトソース玄米パスタ
赤ワイン1杯

グルテンフリーダイアリーで2週間プログラムをスタート！

スタートするなら、生理が始まって7日以内がベスト。詳しくはP65へ。

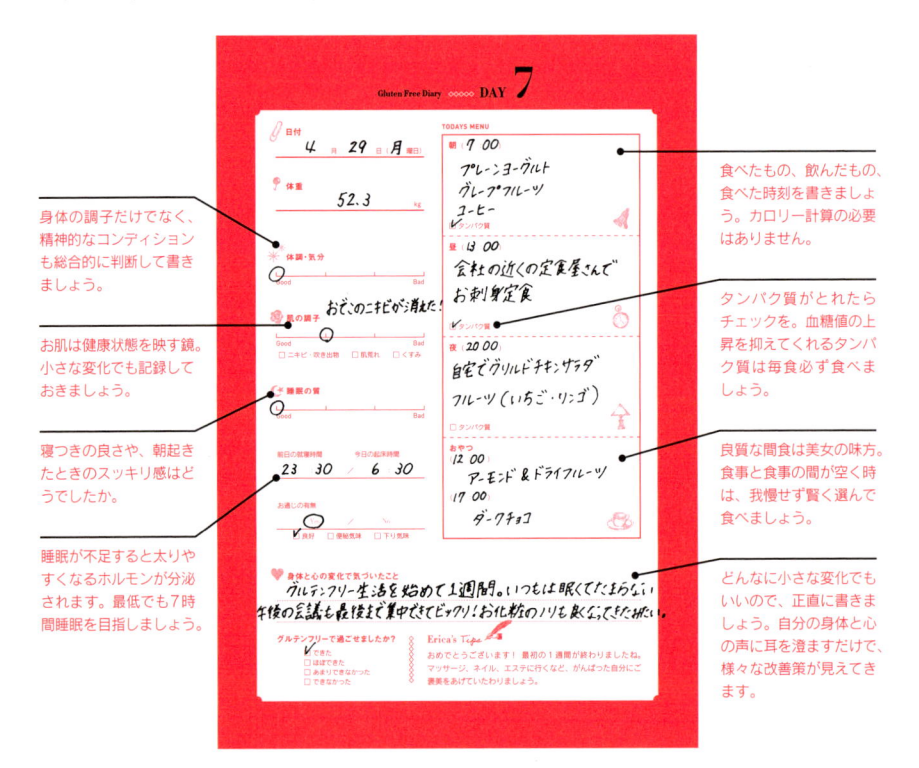

身体の調子だけでなく、精神的なコンディションも総合的に判断して書きましょう。

お肌は健康状態を映す鏡。小さな変化でも記録しておきましょう。

寝つきの良さや、朝起きたときのスッキリ感はどうでしたか。

睡眠が不足すると太りやすくなるホルモンが分泌されます。最低でも7時間睡眠を目指しましょう。

食べたもの、飲んだもの、食べた時刻を書きましょう。カロリー計算の必要はありません。

タンパク質がとれたらチェックを。血糖値の上昇を抑えてくれるタンパク質は毎食必ず食べましょう。

良質な間食は美女の味方。食事と食事の間が空く時は、我慢せず賢く選んで食べましょう。

どんなに小さな変化でもいいので、正直に書きましょう。自分の身体と心の声に耳を澄ますだけで、様々な改善策が見えてきます。

　これから14日間のプログラムを実践する間、このダイアリーページをつけてみてください。この日記は誰かに見せるものではありません。正直にありのままを書き込むことで、何を食べたときに身体がどう反応するのか、どのような感情のときに食べ過ぎてしまうのか、また、どんなバイオリズムでどんな食生活を送っているときに気分良く過ごせるのか、など、今まで気づかなかった自分の一面に向き合うことができるはずです。また14日間という区切りがある日記をつけることで、ダイエットへのモチベーションをより持続しやすくなる効果も。このグルテンフリーダイエットプログラムが終了したあと、キレイになった自分をイメージしながら、ダイアリーページを、楽しく活用してみてください。

Gluten Free Diary ◇◇◇◇◇ **DAY 1**

📎 日付
　　　　　　　月　　　日（　　曜日）

🍭 体重
　　　　　　　　　　　　　　kg

✳ 体調・気分
Good　　　　　　　　　　　　Bad

🌹 肌の調子
Good　　　　　　　　　　　　Bad
☐ ニキビ・吹き出物　☐ 肌荒れ　☐ くすみ

🌙 睡眠の質
Good　　　　　　　　　　　　Bad

前日の就寝時間　　今日の起床時間
　　　：　　　／　　　：

お通じの有無
　　　Yes　　／　　No
☐ 良好　☐ 便秘気味　☐ 下り気味

TODAYS MENU
朝（　：　）

☐ タンパク質

昼（　：　）

☐ タンパク質

夜（　：　）

☐ タンパク質

おやつ
（　：　）

（　：　）

💗 身体と心の変化で気づいたこと

_____
_____

グルテンフリーで過ごせましたか？
　☐ できた
　☐ ほぼできた
　☐ あまりできなかった
　☐ できなかった

Erica's Tips
最も辛い、1日目。3、4日後に何か楽しい予定を入れて、それを励みにがんばりましょう。エステや映画、グラス1杯のシャンパン、などなど。グルテン以外のものなら、何でも！

Gluten Free Diary ◇◇◇◇ **DAY 2**

📎 **日付**

　　　　　　　月　　　日（　曜日）

🍭 **体重**

　　　　　　　　　　　　　　kg

✳ **体調・気分**

Good　　　　　　　　　　　Bad

🌹 **肌の調子**

Good　　　　　　　　　　　Bad
　☐ ニキビ・吹き出物　☐ 肌荒れ　☐ くすみ

🌙 **睡眠の質**

Good　　　　　　　　　　　Bad

前日の就寝時間　　今日の起床時間
　　　：　　／　　　：

お通じの有無
　　　Yes　　／　　No
　☐ 良好　☐ 便秘気味　☐ 下り気味

TODAYS MENU

朝（　：　）

☐ タンパク質

昼（　：　）

☐ タンパク質

夜（　：　）

☐ タンパク質

おやつ
（　：　）

（　：　）

💗 **身体と心の変化で気づいたこと**

....
....

グルテンフリーで過ごせましたか？
　☐ できた
　☐ ほぼできた
　☐ あまりできなかった
　☐ できなかった

Erica's Tips

イライラしたときは、小麦なしの一日が、あなたの美と健やかな肌を作るということを思い出してください。小麦は血糖値を急上昇させ、肌の老化を早める「糖化」を促す原因に。

Gluten Free Diary ◇◇◇◇◇ DAY 3

📎 日付
　　　　　　　月　　　　　日（　　曜日）

🎈 体重
　　　　　　　　　　　　　　　　　kg

✴ 体調・気分
Good　　　　　　　　　　　　　　Bad

🌹 肌の調子
Good　　　　　　　　　　　　　　Bad
☐ ニキビ・吹き出物　☐ 肌荒れ　☐ くすみ

☾ 睡眠の質
Good　　　　　　　　　　　　　　Bad

前日の就寝時間　　　今日の起床時間
　　　：　　　／　　　　：

お通じの有無
　　　Yes　　／　　No
☐ 良好　☐ 便秘気味　☐ 下り気味

TODAYS MENU

朝（　：　）

☐ タンパク質

昼（　：　）

☐ タンパク質

夜（　：　）

☐ タンパク質

おやつ
（　：　）

（　：　）

💗 身体と心の変化で気づいたこと

....
....

グルテンフリーで過ごせましたか？
☐ できた
☐ ほぼできた
☐ あまりできなかった
☐ できなかった

Erica's Tips
朝ご飯を含むすべての食事で、タンパク質を摂るのを忘れずに。血糖値を安定させ、小麦を使ったパンやパスタ、ケーキなどへの欲求を抑える効果がある、ダイエットの強い味方です。

Gluten Free Diary ◇◇◇◇◇ **DAY 4**

📎 日付

_____ 月 _____ 日 (曜日)

🎈 体重

_____ kg

✳ 体調・気分

|Good ——————————— Bad|

🌹 肌の調子

|Good ——————————— Bad|

☐ ニキビ・吹き出物　☐ 肌荒れ　☐ くすみ

🌙 睡眠の質

|Good ——————————— Bad|

前日の就寝時間　　今日の起床時間
　　　　：　　／　　　　：

お通じの有無
　　　Yes　　／　　No
☐ 良好　☐ 便秘気味　☐ 下り気味

TODAYS MENU

朝（　：　）

☐ タンパク質

昼（　：　）

☐ タンパク質

夜（　：　）

☐ タンパク質

おやつ
（　：　）

（　：　）

💗 身体と心の変化で気づいたこと

....
....

グルテンフリーで過ごせましたか？
☐ できた
☐ ほぼできた
☐ あまりできなかった
☐ できなかった

Erica's Tips
充分な睡眠を取るよう心がけてください。睡眠不足だと、炭水化物や脂肪分の多い食事が食べたくなるという研究結果があるのです。できれば毎日7時間は質のいい睡眠を。

Gluten Free Diary ◇◇◇◇◇ **DAY 5**

日付
月 ・ 日 (曜日)

体重
kg

体調・気分
Good ─────────── Bad

肌の調子
Good ─────────── Bad
☐ ニキビ・吹き出物 ☐ 肌荒れ ☐ くすみ

睡眠の質
Good ─────────── Bad

前日の就寝時間　今日の起床時間
：　　／　　：

お通じの有無
Yes　／　No
☐ 良好　☐ 便秘気味　☐ 下り気味

TODAYS MENU

朝 (:)

☐ タンパク質

昼 (:)

☐ タンパク質

夜 (:)

☐ タンパク質

おやつ
(:)

(:)

身体と心の変化で気づいたこと

....
....

グルテンフリーで過ごせましたか？
☐ できた
☐ ほぼできた
☐ あまりできなかった
☐ できなかった

Erica's *Tips*
この14日間は、一日最低1.2ℓの水を飲んで。ライムやレモンの果汁を絞ったり、無糖のクランベリーやザクロジュース、ミントの葉などを加えたりして、楽しく水分補給してください。

Gluten Free Diary ◇◇◇◇◇ **DAY 6**

日付
月　　　日（　曜日）

体重
kg

体調・気分
Good ——————— Bad

肌の調子
Good ——————— Bad
□ ニキビ・吹き出物　□ 肌荒れ　□ くすみ

睡眠の質
Good ——————— Bad

前日の就寝時間　　今日の起床時間
　　：　　／　　：

お通じの有無
　Yes　／　No
□ 良好　□ 便秘気味　□ 下り気味

TODAYS MENU

朝（　：　）

□ タンパク質

昼（　：　）

□ タンパク質

夜（　：　）

□ タンパク質

おやつ
（　：　）

（　：　）

身体と心の変化で気づいたこと

....
....

グルテンフリーで過ごせましたか？
□ できた
□ ほぼできた
□ あまりできなかった
□ できなかった

Erica's Tips
潤い美肌のために、毎日大さじ1杯のエクストラヴァージンオリーブオイルを摂ること。オリーブオイルには保湿効果だけでなく、食べ過ぎを防いでくれる効果もありますよ。

Gluten Free Diary ◇◇◇◇◇ DAY **7**

📎 **日付**
　　　　　　月　　日（　曜日）

🎈 **体重**
　　　　　　　　　　　　　kg

✴ **体調・気分**
Good　　　　　　　　　　Bad

🌹 **肌の調子**
Good　　　　　　　　　　Bad
☐ ニキビ・吹き出物　☐ 肌荒れ　☐ くすみ

🌙 **睡眠の質**
Good　　　　　　　　　　Bad

前日の就寝時間　　今日の起床時間
　　：　　　／　　　：

お通じの有無
　　Yes　　　／　　　No
☐ 良好　☐ 便秘気味　☐ 下り気味

TODAYS MENU

朝（　：　）

☐ タンパク質

昼（　：　）

☐ タンパク質

夜（　：　）

☐ タンパク質

おやつ
（　：　）

（　：　）

💗 **身体と心の変化で気づいたこと**
....
....

グルテンフリーで過ごせましたか？
☐ できた
☐ ほぼできた
☐ あまりできなかった
☐ できなかった

Erica's Tips
おめでとうございます！　最初の1週間が終わりましたね。
マッサージ、ネイル、エステに行くなど、がんばった自分にご褒美をあげていたわりましょう。

Gluten Free Diary ◇◇◇◇◇ DAY 8

📎 日付

　　　　　　　　月　　　　日（　　曜日）

🎈 体重

　　　　　　　　　　　　　　　　　kg

✳ 体調・気分

|―――――――――――――――|
Good　　　　　　　　　　　　　　　Bad

🌹 肌の調子

|―――――――――――――――|
Good　　　　　　　　　　　　　　　Bad
□ ニキビ・吹き出物　□ 肌荒れ　□ くすみ

🌙 睡眠の質

|―――――――――――――――|
Good　　　　　　　　　　　　　　　Bad

前日の就寝時間　　　今日の起床時間
　　　：　　　／　　　：

お通じの有無
　　　Yes　　　／　　　No
□ 良好　□ 便秘気味　□ 下り気味

TODAYS MENU

朝（　：　）

□ タンパク質

昼（　：　）

□ タンパク質

夜（　：　）

□ タンパク質

おやつ
（　：　）

（　：　）

❤ 身体と心の変化で気づいたこと

··

··

グルテンフリーで過ごせましたか？
　□ できた
　□ ほぼできた
　□ あまりできなかった
　□ できなかった

Erica's Tips

毎朝数分、深呼吸する習慣を。リラックスして座ったら、胸を開いて、鼻から息を吸い、口から吐きます。深呼吸することでストレスが解消され、肌がイキイキと輝いてきますよ。

Gluten Free Diary ◇◇◇◇◇ **DAY 9**

日付
月　　　日（　　曜日）

体重
kg

体調・気分
Good　　　　　　　　　　Bad

肌の調子
Good　　　　　　　　　　Bad
□ ニキビ・吹き出物　□ 肌荒れ　□ くすみ

睡眠の質
Good　　　　　　　　　　Bad

前日の就寝時間　　今日の起床時間
　　：　　／　　：

お通じの有無
　　Yes　／　　No
□ 良好　□ 便秘気味　□ 下り気味

TODAYS MENU

朝（　：　）

□ タンパク質

昼（　：　）

□ タンパク質

夜（　：　）

□ タンパク質

おやつ
（　：　）

（　：　）

身体と心の変化で気づいたこと

グルテンフリーで過ごせましたか？
□ できた
□ ほぼできた
□ あまりできなかった
□ できなかった

Erica's Tips
魚をなるべく毎日のメニューに加えてください。特にサバ、イワシ、シャケ、ブリ、マグロには、肌の弾力をキープするオメガ3、DHA、EPAなどの良質な油が豊富です。

Gluten Free Diary ◇◇◇◇◇ DAY 10

📎 日付

_____ 月 _____ 日 (____ 曜日)

体重

_____ kg

体調・気分

Good |————————————| Bad

肌の調子

Good |————————————| Bad
☐ ニキビ・吹き出物 ☐ 肌荒れ ☐ くすみ

睡眠の質

Good |————————————| Bad

前日の就寝時間　　　今日の起床時間
　　　：　　／　　　：

お通じの有無
　　　Yes　／　No
☐ 良好　☐ 便秘気味　☐ 下り気味

TODAYS MENU

朝（　：　）

☐ タンパク質

昼（　：　）

☐ タンパク質

夜（　：　）

☐ タンパク質

おやつ
（　：　）

（　：　）

❤ 身体と心の変化で気づいたこと

....
....

グルテンフリーで過ごせましたか？
☐ できた
☐ ほぼできた
☐ あまりできなかった
☐ できなかった

Erica's Tips

そろそろマッサージはいかが？ マッサージには気持ちいいだけでなく、血行を良くして肌ツヤを良くする効果が。幸せな気分になるハッピーホルモンも UP して、最高のストレス解消。

Gluten Free Diary ◇◇◇◇◇ **DAY 11**

日付
月　　　日（　曜日）

体重
kg

体調・気分
Good　　　　　　　　　　Bad

肌の調子
Good　　　　　　　　　　Bad
☐ ニキビ・吹き出物　☐ 肌荒れ　☐ くすみ

睡眠の質
Good　　　　　　　　　　Bad

前日の就寝時間　　今日の起床時間
　：　　／　　：

お通じの有無
Yes　／　No
☐ 良好　☐ 便秘気味　☐ 下り気味

TODAYS MENU

朝（　：　）

☐ タンパク質

昼（　：　）

☐ タンパク質

夜（　：　）

☐ タンパク質

おやつ
（　：　）

（　：　）

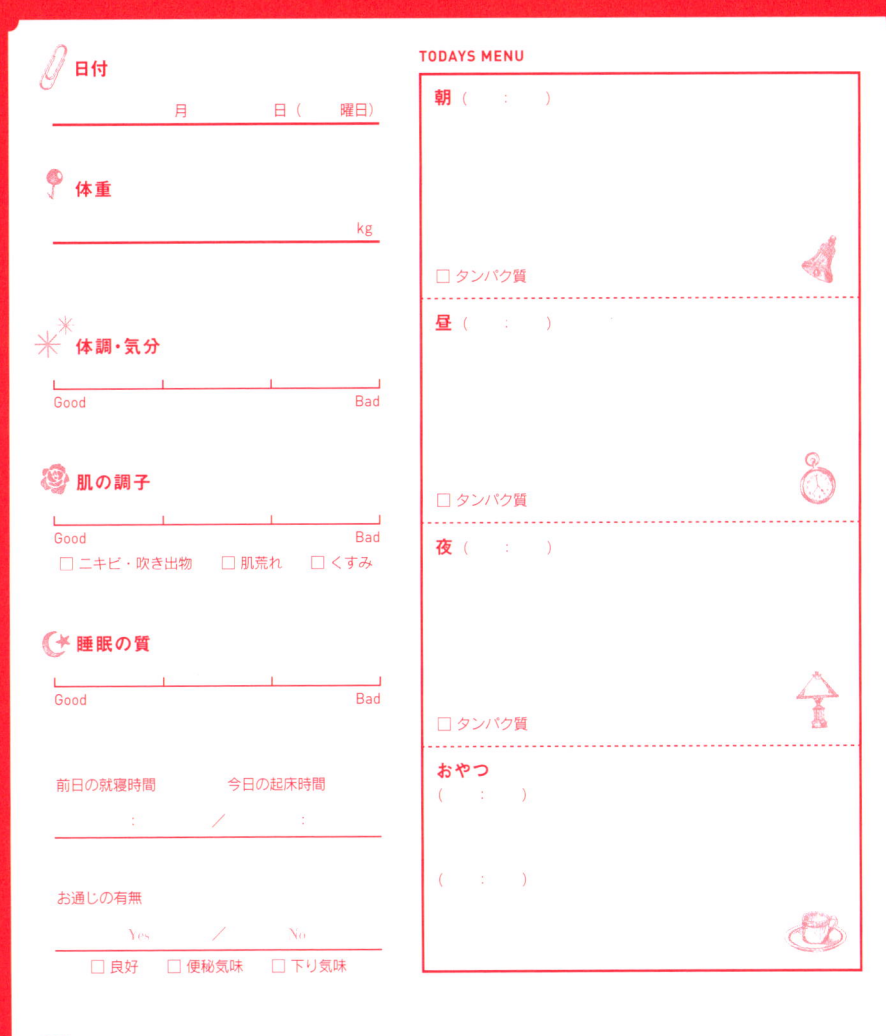

身体と心の変化で気づいたこと

....

....

グルテンフリーで過ごせましたか？
☐ できた
☐ ほぼできた
☐ あまりできなかった
☐ できなかった

Erica's Tips
既製品のドレッシングはほとんどの商品に精製された油が使用され、摂りすぎるとお肌に良くない、オメガ6脂肪酸が含まれています。オリーブオイルでマイドレッシングを作りましょう。

Gluten Free Diary ◇◇◇◇◇ **DAY 12**

📎 日付
_____ 月 _____ 日（ _____ 曜日）

🍭 体重
_____ kg

✳ 体調・気分
Good |——————————————| Bad

🌹 肌の調子
Good |——————————————| Bad
□ ニキビ・吹き出物　□ 肌荒れ　□ くすみ

🌙 睡眠の質
Good |——————————————| Bad

前日の就寝時間　　今日の起床時間
_____ : _____ ／ _____ : _____

お通じの有無
Yes ／ No
□ 良好　□ 便秘気味　□ 下り気味

TODAYS MENU

朝（　　：　　）

□ タンパク質

昼（　　：　　）

□ タンパク質

夜（　　：　　）

□ タンパク質

おやつ
（　　：　　）

（　　：　　）

💗 身体と心の変化で気づいたこと
....
....

グルテンフリーで過ごせましたか？
□ できた
□ ほぼできた
□ あまりできなかった
□ できなかった

Erica's Tips
10〜15分だけでもいいので、毎日必ず"充電タイム"を作りましょう。お風呂、ヨガ、好きな音楽や本、雑誌を楽しむ……。ストレスコントロールもダイエット成功へのポイントです。

Gluten Free Diary ◇◇◇◇◇ DAY 13

📎 日付
___月___日(___曜日)

🍭 体重
___kg

✳ 体調・気分
Good |———————————| Bad

🌹 肌の調子
Good |———————————| Bad
☐ ニキビ・吹き出物　☐ 肌荒れ　☐ くすみ

🌙 睡眠の質
Good |———————————| Bad

前日の就寝時間　　今日の起床時間
　　:　　／　　:

お通じの有無
Yes　／　No
☐ 良好　☐ 便秘気味　☐ 下り気味

TODAYS MENU
朝 (　　:　　)

☐ タンパク質

昼 (　　:　　)

☐ タンパク質

夜 (　　:　　)

☐ タンパク質

おやつ
(　　:　　)

(　　:　　)

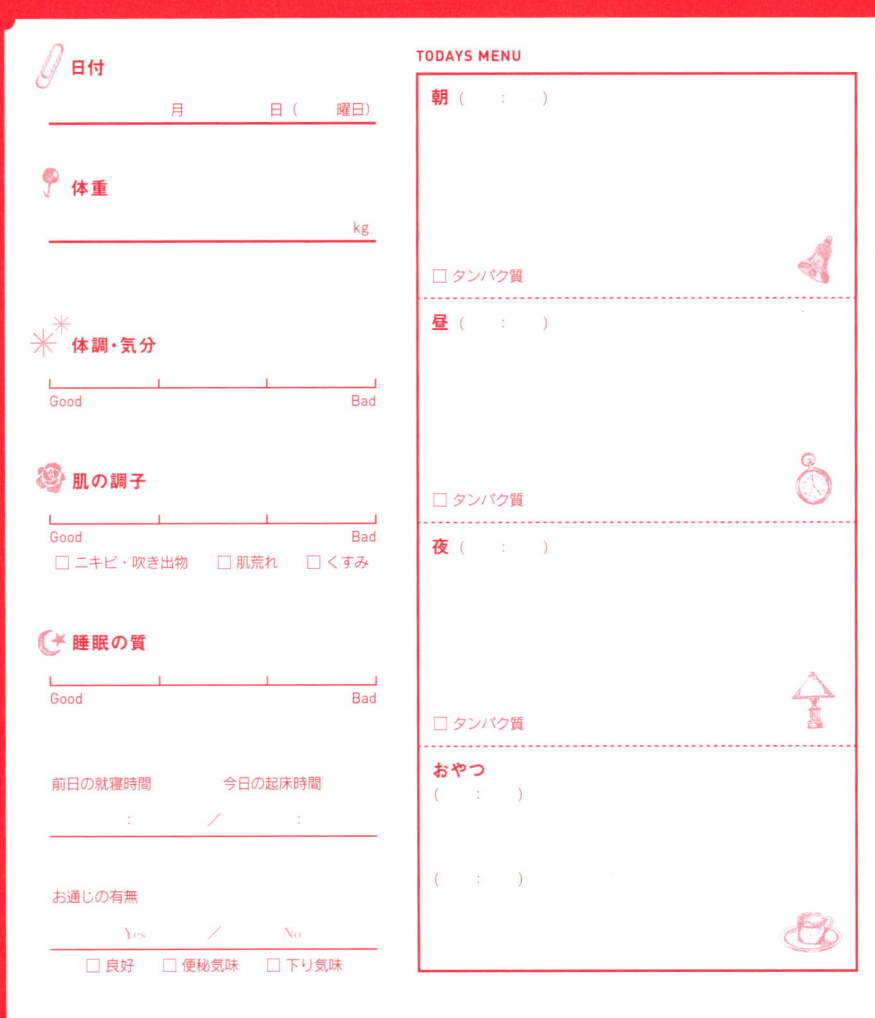

💗 身体と心の変化で気づいたこと
....
....

グルテンフリーで過ごせましたか？
☐ できた
☐ ほぼできた
☐ あまりできなかった
☐ できなかった

Erica's Tips
色鮮やかな野菜と果物を食べましょう。カラフルな野菜と果物には、美容に欠かせない、抗酸化成分とフィトケミカルがたっぷり。レインボーカラーの食卓が美を作るのです。

Gluten Free Diary ◇◇◇◇◇ DAY **14**

📎 **日付**

　　　　　　　　月　　　　日（　　　曜日）

🍭 **体重**

　　　　　　　　　　　　　　　　　kg

✳ **体調・気分**

| Good | | Bad |

🌹 **肌の調子**

| Good | | Bad |

☐ ニキビ・吹き出物　☐ 肌荒れ　☐ くすみ

🌙 **睡眠の質**

| Good | | Bad |

前日の就寝時間　　　今日の起床時間
　　　　　：　　／　　　：

お通じの有無
　　　　Yes　／　　No
☐ 良好　☐ 便秘気味　☐ 下り気味

TODAYS MENU

朝（　　：　　）

☐ タンパク質

昼（　　：　　）

☐ タンパク質

夜（　　：　　）

☐ タンパク質

おやつ
（　　：　　）

（　　：　　）

💗 **身体と心の変化で気づいたこと**

....
....

グルテンフリーで過ごせましたか？
☐ できた
☐ ほぼできた
☐ あまりできなかった
☐ できなかった

Erica's Tips

ついに14日目！ 今のあなたは気分も最高潮。肌は輝き、以前よりハッピーでエネルギーに満ちあふれているはずです。続ければ続けるほど、10年後に大きな差が出ることを忘れないで。

グルテンフリーダイエットを
始めた方がいい時期

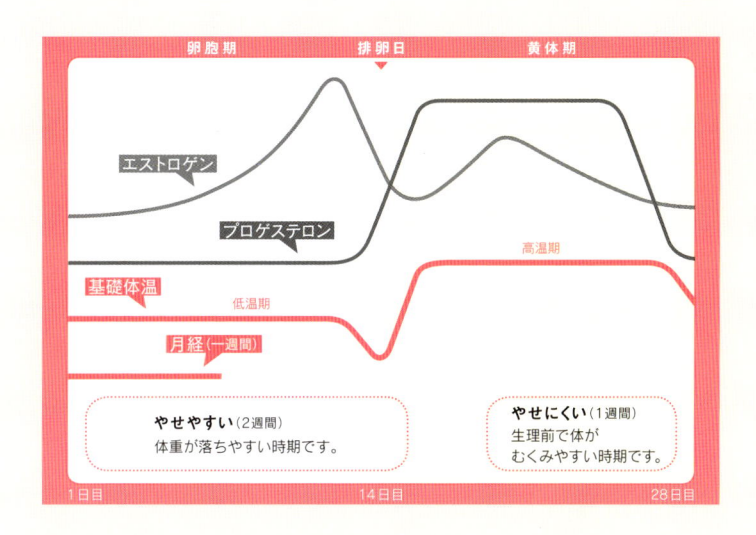

|卵胞期|排卵日|黄体期|

- エストロゲン
- プロゲステロン
- 基礎体温（低温期／高温期）
- 月経（一週間）

やせやすい（2週間）
体重が落ちやすい時期です。

やせにくい（1週間）
生理前で体が
むくみやすい時期です。

1日目／14日目／28日目

生理が始まってから7日以内が最もおすすめ

　女性には、ダイエットを始めるのに適したバイオリズムというものがあります。なぜなら、生理周期の鍵を握るエストロゲンとプロゲステロンというホルモンの増減は、気分の浮き沈み、エネルギーや性的欲求の変化、何かが食べたくてたまらないという食欲や体重の増減にまで影響を及ぼすのです。最近の研究では、生理が始まったその日にダイエットを始めて、排卵日までの約2週間トライするのがベストというレポートがあります。ただし、生理中は下腹部の痛みやだるさなどがある人もいるかもしれません。その場合は無理をせず、体調が落ち着いてから始めましょう。また、生理直前の約1週間は、ホルモンバランスの関係で、炭水化物や脂肪がたくさん入った食品が食べたくなる場合がありますので、マフィンやクッキー、ケーキなどを我慢するのは厳しいかもしれません。気分や体調がデリケートになるその時期に、無理をしてストレスを溜めるのはよくないので、ダイエットにはあまり適さない時期だと言えるでしょう。ですからグルテンフリーダイエットをスタートするのは、生理が始まってから7日以内が最もおすすめです。

グルテンフリーダイエット／Q&A

Q グルテンフリーダイエットは炭水化物抜きダイエット、糖質オフダイエットとどう違うのですか？

A 完全に異なる考え方です。

グルテンフリーダイエットは小麦、ライ麦、大麦を抜く食事法です。これらの穀物にはグルテンが入っていて、それが様々な症状の原因になるのですが、このグルテンというものはタンパク質の一種で、炭水化物ではありません。グルテンフリーダイエットでは炭水化物を抜くのではなく、むしろ米、キヌア、そば、きびなどの良質な炭水化物をきちんと適量摂ることを推奨しています。炭水化物は私達の身体のエネルギー源として、また、脳のガソリンとしても必要不可欠ですから、全く摂らないということは絶対にしないでください。

1

Q グルテンアレルギーは、小麦アレルギーと同じですか？

A 似ている部分もありますが、同じではありません。

グルテンアレルギーは、小麦の他、グルテンが含まれているライ麦や大麦に対しても症状が出ます。例えばライ麦100%のパンは小麦粉を使っていなくともグルテンが含まれています。この場合、グルテンアレルギーの人がライ麦パンを食べると体調が悪くなりますが、小麦アレルギーであってもグルテンアレルギーではない人がライ麦パンを食べても体調は悪くなりません。ですから、自分が何を食べると体調が悪くなるのかをきちんと把握しておくことが大切です。この本で紹介した2週間プログラムを実践して、自分の体調の変化を注意深く観察してみましょう。また乳製品アレルギーの方はグルテンアレルギーでもある可能性が高いので、特に気をつけて身体の反応をチェックしてみてください。

2

Q グルテン過敏症でない人でもグルテンフリーダイエットを実践するメリットはありますか？

A たくさんあります！

精製された小麦を使った食パン、ベーグル、菓子パン、ケーキ、クッキー、ドーナツ、などは"エンプティ（空っぽの）カロリー"。つまり、カロリーはあっても、ビタミン、ミネラル、食物繊維、抗酸化成分、フィトケミカルなどの栄養素がほとんど入っていないのです。ですから、グルテンが含まれる小麦製品などを他の食品（米、キヌア、そば、きびなど）に置き換えるだけで、栄養素たっぷりの食物を摂取することになるのです。また、グルテンを含む小麦製品は、トランス脂肪酸（マーガリン、ショートニング、加工植物油脂）や砂糖が含まれている可能性が高く、肥満だけでなく、肌の老化や不妊症等のリスクを高めるといわれています。ですから、グルテンを避ける＝トランス脂肪酸や砂糖を摂る機会を少なくするということなので、美と健康に対して、とてもメリットがあると言えるでしょう。

3

Q グルテンフリーダイエットに リバウンドはありますか？

A ルールを守れば、 リバウンドの心配はありません。

2週間プログラムを実践してせっかく体重が落ちても、以前と全く同じ食生活を送るのでは意味がありません。なるべくならグルテンを摂らないようにするのがベストですが、どうしてもパンやパスタが食べたいときは、必ず良質のタンパク質と一緒に摂りましょう。小麦のみの食事だと血糖値が上がって太りやすくなるのでリバウンドしやすくなりますが、タンパク質を摂取することで血糖値の上昇が抑えられるのです。例えば食パンを食べるなら必ず卵やツナ、サーモンなどを一緒に摂ること。また、美容と健康のためには、バランスの取れた食生活が不可欠。最近の若い女性はパンやパスタだけで食事を済ませがちですが、精製された小麦粉には栄養素がほとんど含まれていないので、お肌にも髪の毛にも良くありません。できれば毎食、良質なタンパク質と良質オイルをメニューに加えて。2週間プログラムが終わってもグルテンを控えたバランスの良い食習慣を身につければ、自然と痩せやすい体質になれるでしょう。

Q どうしてもパン・パスタが やめられません。

A グルテンをやめられない人ほど、グルテン過敏症の可能性が。

実はパンやパスタがやめられない「グルテン中毒」の人ほど、グルテンにアレルギー反応を持つ「グルテン過敏症」である可能性が高いのです。グルテンに含まれるタンパク質、グリアジンは脳を刺激し、私たちの精神状態をハイにして、食欲を増進させます。このグリアジンはヘロインやモルヒネのように中毒性が高い成分。グルテン過敏症の人ほどこの中毒症状が強く出るため、小麦製品を断つのが最初は辛く感じるかもしれません。でもグルテン過敏症ということは、もしグルテンをやめられたなら、普通の人よりもダイエットや美容効果が大きいということ。グルテンフリーの食生活はきっと、あなたの人生をより素晴らしいものに変えてくれます。

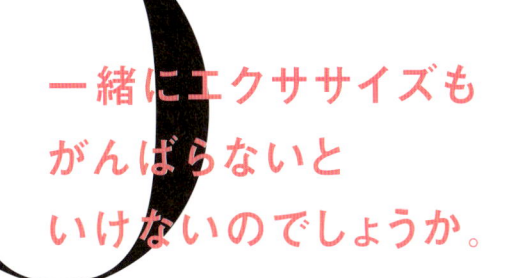

Q 一緒にエクササイズも がんばらないと いけないのでしょうか。

A 特別な運動は必要ありません。

グルテンフリーダイエットは、運動によるカロリー消費で減量を目指すものではありません。グルテンを抜くだけで、人によっては10キロ近くも体重が落ちるのには、ワケがあります。まずひとつ、「アミロペクチンA」は、小麦に含まれるでんぷんの一種。アミロペクチンAを摂取すると、あっという間に血糖値が上がり、血液内の「インスリン」の濃度が上昇します。このインスリンとは、脂肪を蓄えやすくして贅肉に変えてしまうホルモン。もうひとつ、グルテンの怖い点は、その中に含まれるグリアジンというタンパク質の持つ強い中毒性。そのせいで、パンやパスタを食べると、脳はもっともっと小麦を食べたくなる欲求に駆られてしまい、過食の原因に。グルテンを抜くだけで自然と適正体重に近づいていくのは、こんな理由から。ですからグルテンフリーダイエットには、特別なエクササイズは必要ありません。もちろん自分が楽しいと思える運動があれば、出来る範囲で行なうことで、より健康的なライフスタイルを送れるはずです。

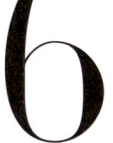

6

Q 妊娠を希望しています。婦人科系のトラブルが起こることはありませんか?

A グルテンフリーダイエットは、妊娠を希望するすべての女性におすすめできます。

最近の欧米の研究では、グルテンの流産への影響が指摘されています。ですからグルテンフリーの食生活は、妊娠したい女性にとって、むしろ安心なもの。さらにグルテンフリーダイエットを続けるとホルモンバランスが良くなるので、婦人科系の問題やPMS（月経前症候群）が改善される可能性が高いのです。妊娠中や産後に行なっても、もちろん問題ありません。グルテンフリーダイエットはすべての女性の健康のためにおすすめできるダイエット法なのです。また、お子さんがいらっしゃる方は、お子さんの健康のためにもおすすめです。グルテンは約190もの病気との関連性があるという研究結果もあり、喘息やアトピーなどとも関係があることがわかってきました。グルテンフリーは体内での栄養素の吸収や集中力もアップするので、お子さんにもいいことずくめ。親子でグルテンフリーの食生活を心がけるのは、健康のために素晴らしいことなのです。

Q. グルテンをやめたときに好転反応はありますか?

※身体の悪い個所が良くなるときに起こる反応を「好転反応」といいます。
　症状としては体のだるさ、頭痛、吹き出物などがあります。

A. 個人差がありますが、最初の3、4日は禁断症状が出て辛いことも。

グルテンをやめて最初の3、4日くらいは小麦製品が欲しくなり、禁断症状が出ることがあります。頭痛やだるさなどの好転反応が出ることもあるでしょう。ただしこれには個人差があり、そのような症状が全く出ない人も。それまでたくさんグルテンを摂っていた人とそうでない人でも、差が出る可能性があるでしょう。ですから最初の4日間くらいは、マッサージやエステに行くとか、コメディ映画を観るとか、自分にご褒美をあげたり何か楽しいことをして、グルテン絶ちの辛さを乗り切ることが大事。1週間も経てばグルテンなしの食生活に身体が慣れて楽になるので、それまでの辛抱です。その期間を越えれば、以前より気分も体調も上向きになっていくので、安心してください。

Q 同居している家族が
協力してくれません。

A 主食をお米にするだけで、
家族も知らない内に、
あなたと一緒にグルテンフリー。

あなたは日本人に生まれてラッキーです！　家族がグルテンフリーダイエットに理解を示さなくても、メニューを和食にすれば、小麦が使われる可能性がぐっと減るはず。主食をご飯にすると、自然と献立は、納豆や焼き魚や野菜、お味噌汁……となりますよね。だから自宅でグルテンフリーダイエットを実践することは、実は思っているよりずっと簡単なのです。ご飯中心のメニューで、あなたの家族も、知らない間にグルテンフリーダイエットを実践することになるかもしれません。

9

Q グルテンアレルギーかどうか調べるにはどのような方法がありますか？

A おすすめなのは、精度の高い遺伝子検査です。

アレルギー検査には、血液検査と遺伝子検査の2種類があります。ただし血液検査では、本当はアレルギーを持っていても結果が陰性と出るケースがあります。なぜなら長年グルテンを摂っていなければ血液中にグルテンが存在しないため、検査結果が陰性になることがあるからです。より正確な結果を得るためには、精度の高い遺伝子検査がおすすめです。これは頬の内側の細胞をこすりとって検査する方法です。この検査のHLA（ヒト白血球抗原）の数値の結果で、セリアック病やグルテン過敏症かどうかがわかります。ですが日本ではまだ一般的ではない検査方法のため、費用が約3万円と高額なのが難点。もしご自分がグルテン過敏症かもしれないと思ったら、まずは2週間グルテンを完全に絶った後、少しずつグルテンを食事に取り入れることで、身体にどんな変化が起きるか観察してください。そのときにP21にあるような症状が出れば、グルテン過敏症の可能性があります。それを確認してから本格的な専門機関で検査を受けてもいいかもしれません。

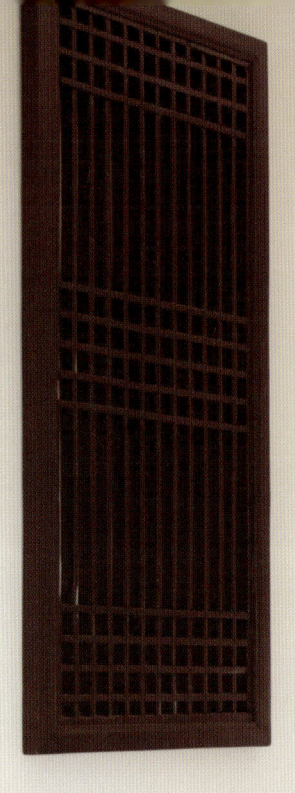

キレイをつくる
グルテンフリー
レシピ

Part.3

私が普段つくっている、美味しくて
ヘルシーな、とっておきのグルテンフリーレシピを
ご紹介。美容にいいアドバイス付き！

Erica's Delicious Gluten Free Recipe

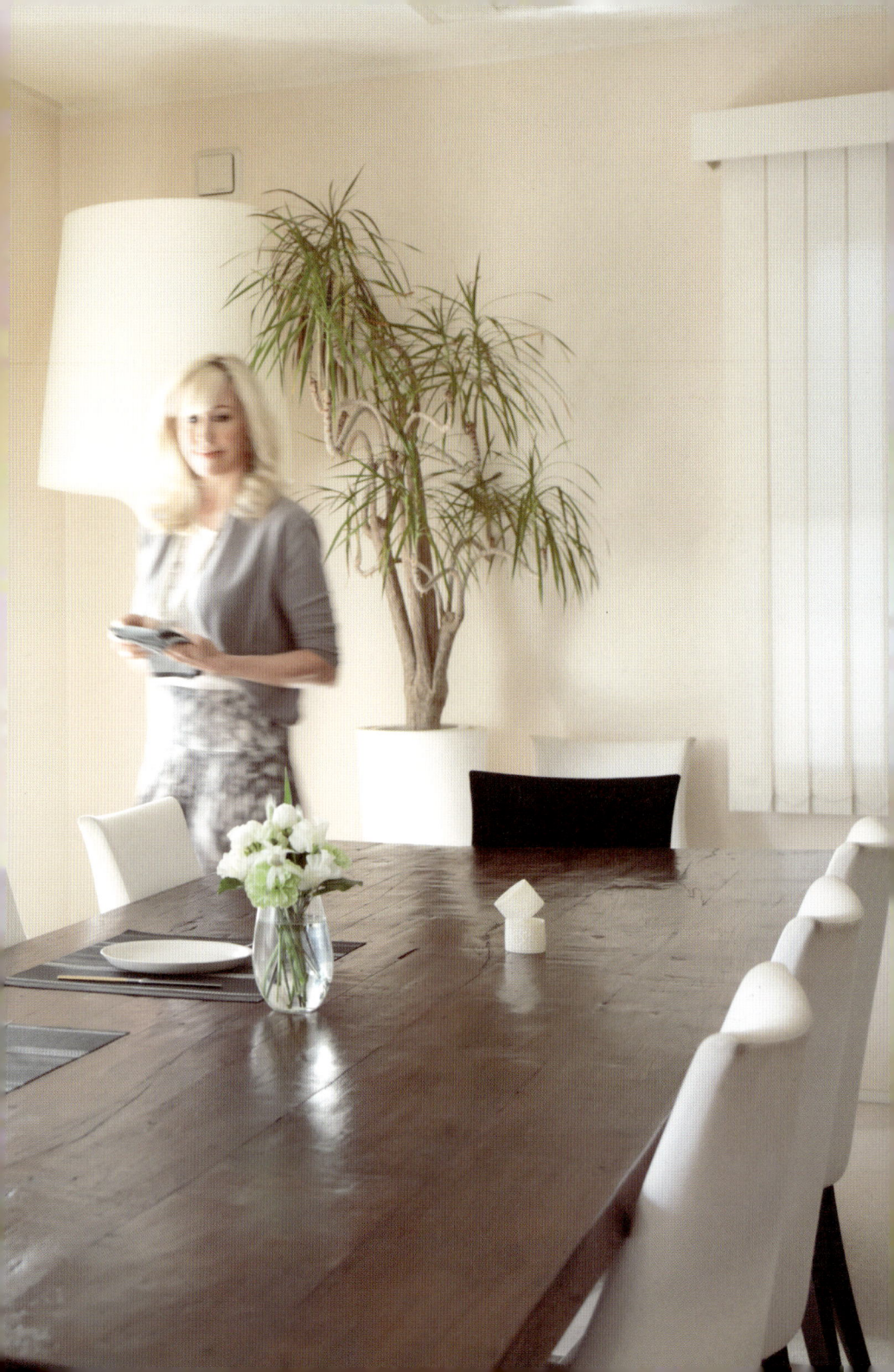

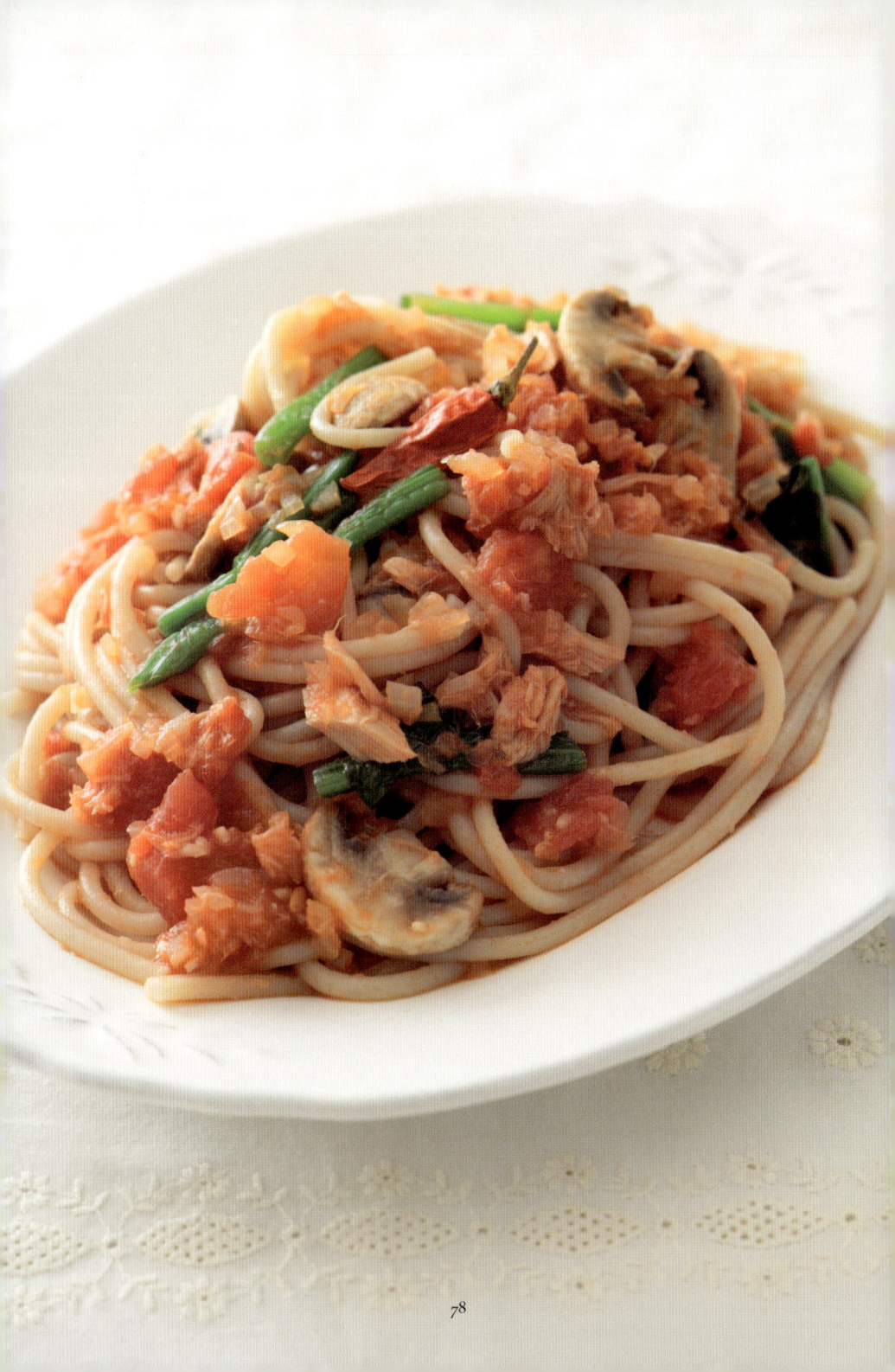

Gluten Free Recipes
＊＊＊

ピリ辛トマトソースに美容成分がギュッ
玄米カラフルパスタ

材料（2人分）
玄米パスタ … 160g
にんにく … 1片（みじん切り）
赤唐辛子 … 1本
玉ねぎ … ½個（みじん切り）
マッシュルーム … 4個（5mm幅に切る）
ツナ缶（ノンオイル） … 小1缶
トマト水煮 … ½缶（細かく潰しておく）
水 … 100cc
ほうれん草 … ¼束（3cm長さに切る）
塩 … 適量
こしょう … 少々
オリーブ油 … 小さじ2

Beauty Tips
肌ツヤを良くするβカロテンが入ったほうれん草やリコピン豊富なトマト、肌の弾力をキープするオメガ3オイルが豊富なツナ、カロテノイドの吸収を高めるオリーブ油で、美容効果抜群。

作り方
1. フライパンにオリーブ油、にんにく、赤唐辛子を中火にかけ炒める。にんにくが薄く色付いたら、玉ねぎを炒める。玉ねぎがしんなりしたら、マッシュルーム、ツナ缶、トマト水煮、水を入れ煮る。
2. 鍋に熱湯を沸かし、1％の塩を入れ、袋の表示時間の1分前までパスタを茹でる。
3. 茹であがる1分前にほうれん草を入れ一緒に茹でる。
   1に茹であがったパスタとほうれん草を入れ、全体を混ぜる。塩、こしょうで味を調える。

2

Gluten Free Recipes
***

鶏の旨みたっぷりスープに薬味を効かせて
チキンだしの鶏手羽フォー

材料（2人分）

- 鶏手羽先 … 4本
  （関節に沿って切りおとし、切り込みを入れる）
- 水 … 800cc
- 長ねぎの青い部分 … 1本分
- にんにく … 1片（みじん切り）
- しょうが … 1片（みじん切り）
- 赤唐辛子 … 1本分（輪切り）
- もやし … 100g（ひげ根をとる）
- レッドオニオン … ¼個（薄切り）
- フォー … 200g
- ナンプラー … 大さじ2
- はちみつ … 小さじ¼
- 油 … 小さじ2
- 塩、こしょう … 各少々
- 香菜 … 1束（ざく切り）
- レモン、ライム … 好みで

作り方

1. 鍋に、水、鶏肉、長ねぎを入れ中火で20分煮る。
2. フォーをぬるま湯に15分つけてもどしておく。
3. フライパンに油を熱し、にんにく、唐辛子、しょうがを炒め、香りが出たらもやしとレッドオニオンを炒める。野菜がしんなりしたら、塩、こしょうで味をととのえる。
4. 鍋に熱湯を沸かし2をやわらかくなるまで茹でる。
5. 1の長ねぎをとりだし、ナンプラーとはちみつで調味する。
6. 器にフォーを入れ鶏肉、炒めた野菜、香菜を盛り、スープを注ぐ。好みで、レモン、ライムを添える。

Beauty Tips

レッドオニオンと香菜には抗酸化作用のあるフィトケミカルが豊富で、老化の原因になる活性酸素を抑えてくれます。炭水化物と一緒に野菜もたっぷり摂れるのが◎。

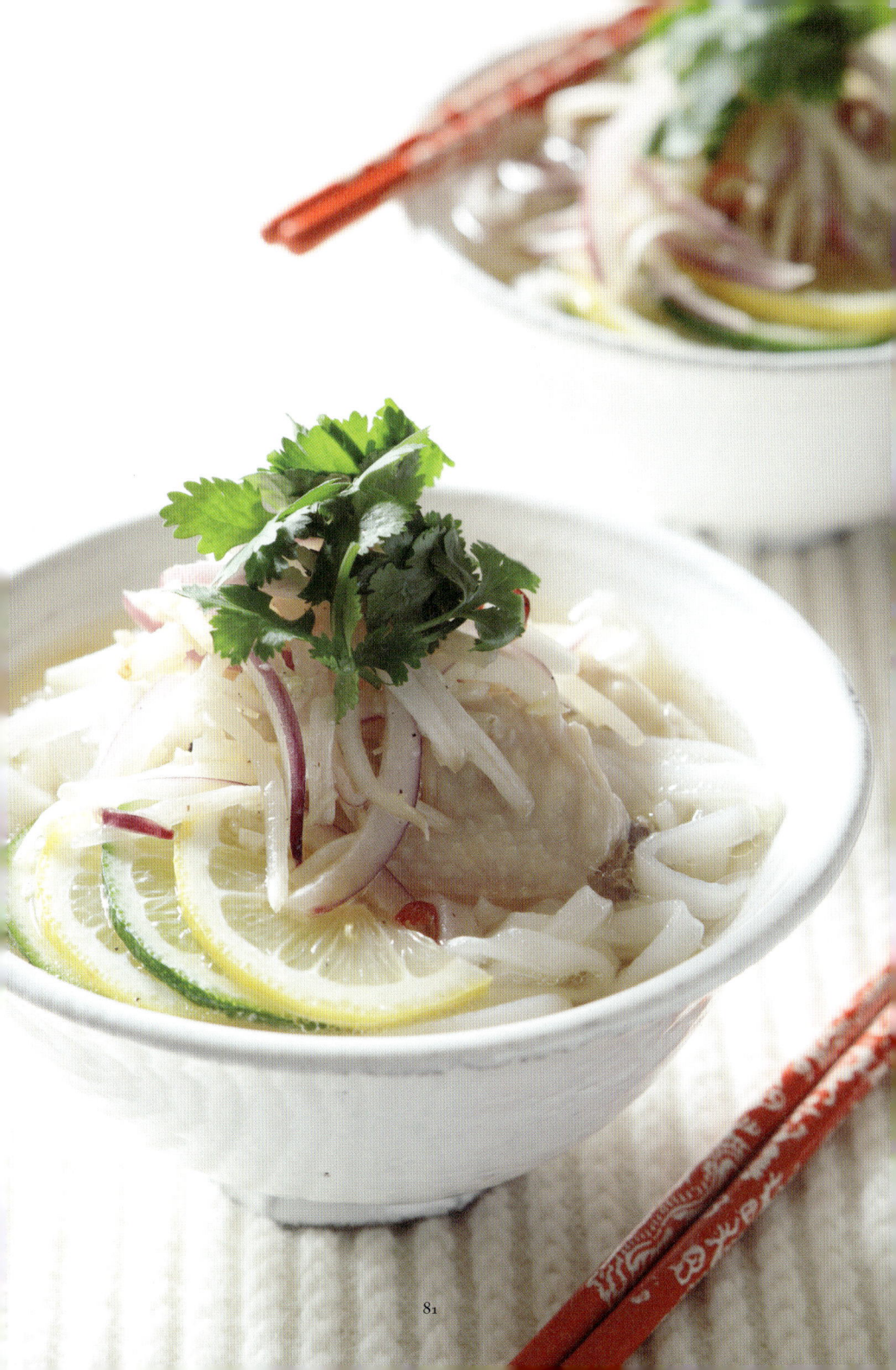

3

Gluten Free Recipes
✳✳✳

具だくさんで栄養も食べ応えもたっぷり！
そば粉のWタンパクラップロール

材料（2人分／4枚分）

A
- そば粉 … 40g
- 塩 … 少々
- 水 … 100〜250cc
  ※そば粉の種類によって水の量が変わります。生地の状態がヨーグルトドリンクのようなとろみになるまで水を加えてください。
- 溶き卵 … ½個分

サーモン（刺身用）… 100g（薄く切る）

B
- レモン汁 … 大さじ1
- 玉ねぎ … ⅛個（薄切り）
- 塩、こしょう … 各少々
- オリーブ油 … 小さじ2
- ディル … 少々（みじん切り）

C
- 卵 … 2個
- 牛乳 … 大さじ3
- 粉チーズ … 小さじ2

グリーンカール、トレビス … 各適量
オリーブ油 … 小さじ2

作り方
1. ボウルにAの材料を入れて混ぜる。15分生地を休ませる。
2. サーモンは、Bに絡める。
3. ボウルにCを混ぜ、ボウルを湯煎にかけて泡立て器で混ぜながら熱を通し、スクランブルエッグを作る。
4. 小さめのフライパンを熱し、オリーブ油をひき1を¼量とり、薄くのばし両面焼く。残りも同様に焼く。
5. 4にグリーンカール、トレビス、スクランブルエッグ、サーモンをのせて、包む。

Beauty Tips
卵とサーモンは、血糖値の急上昇を抑えるタンパク質が豊富で、肌の潤いをキープする働きも。サーモンには肌の老化予防効果が期待できる成分が含まれ、おすすめの食材。

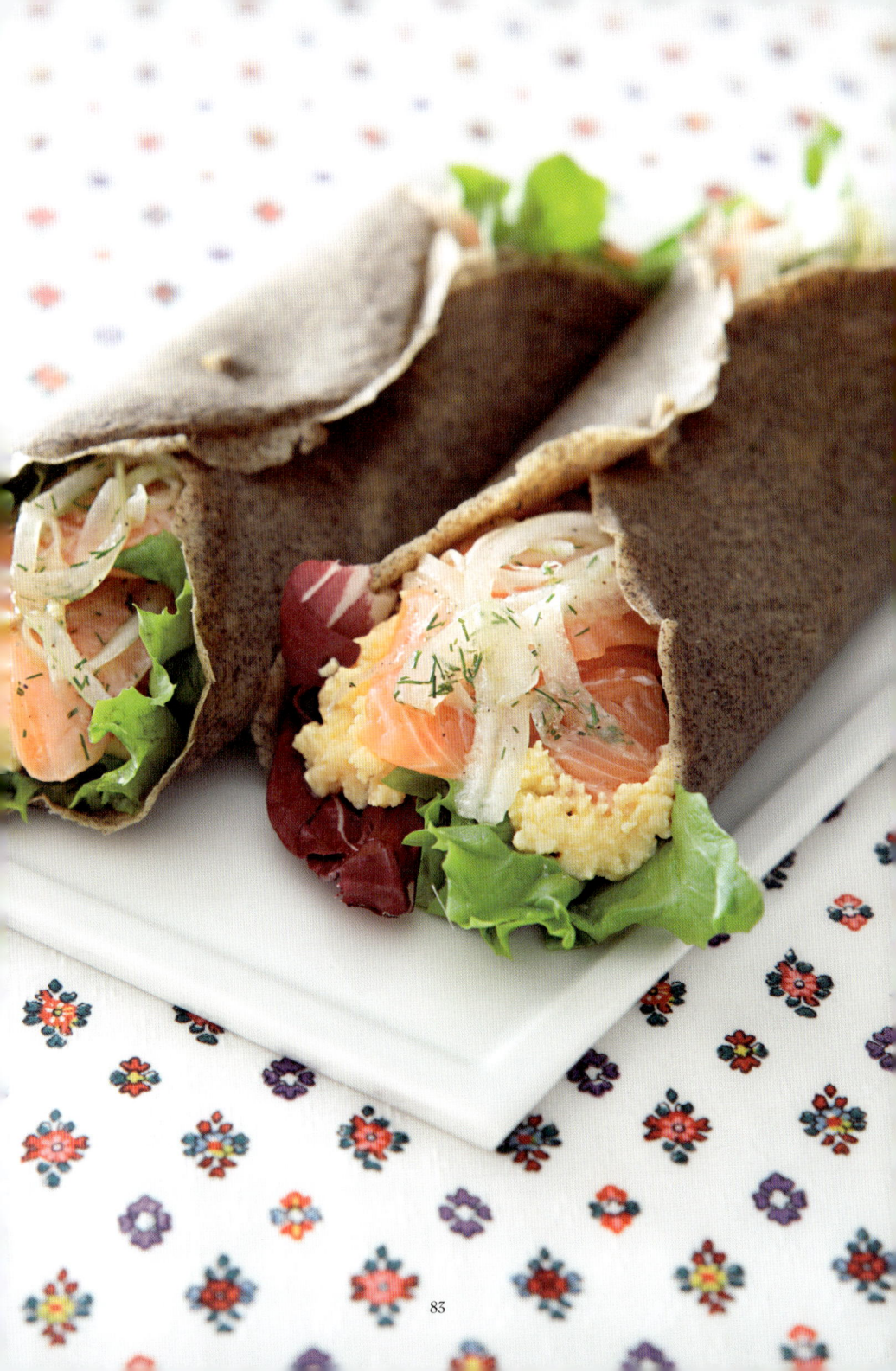

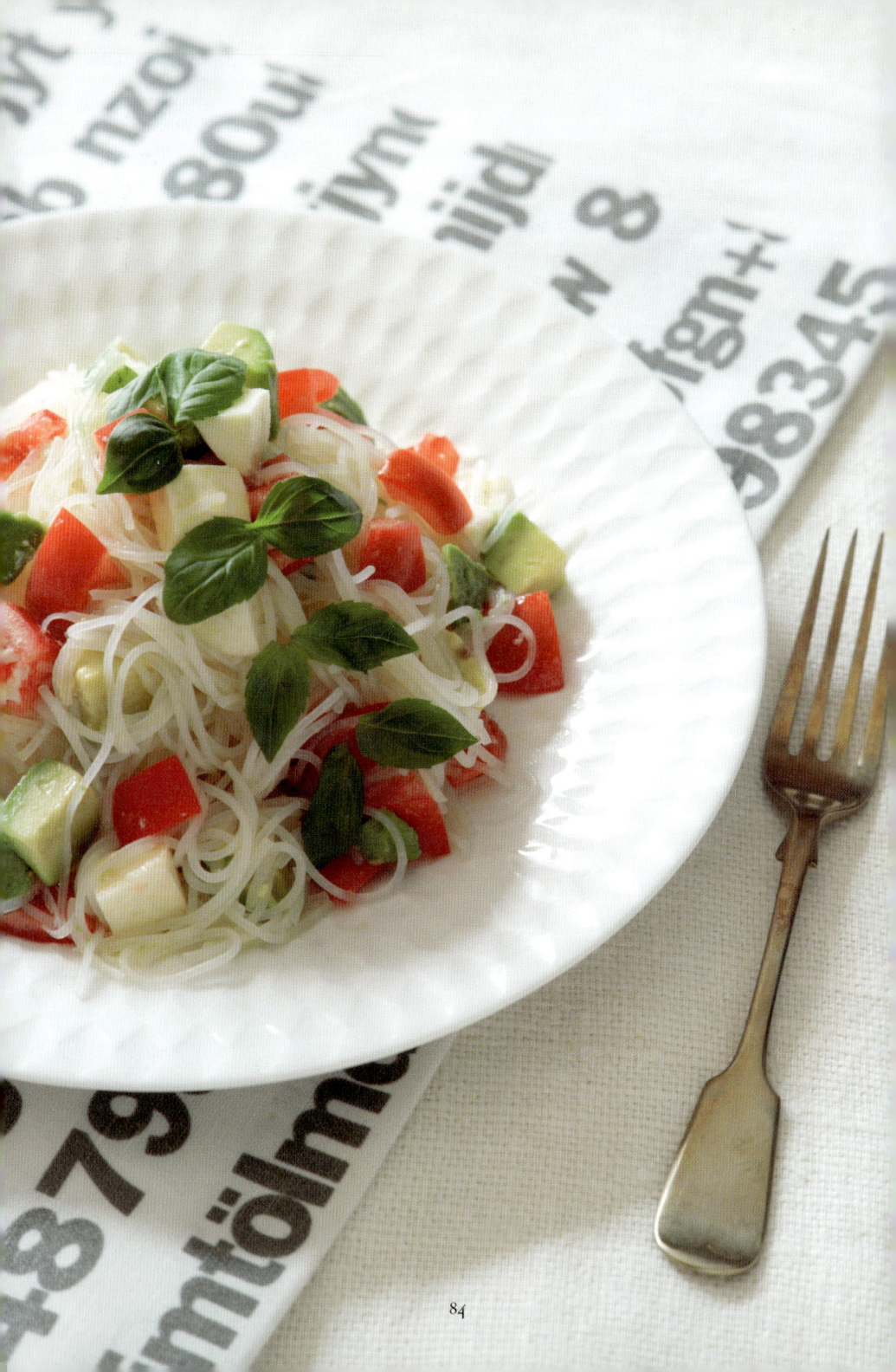

Gluten Free Recipes
***

冷製パスタ風に仕上げて見た目も涼やかに
ビーフンのビューティーカッペリーニ

材料（2人分）
ビーフン … 100g（ぬるま湯でもどす）
トマト … 1個（1cm角切り）
モッツァレラチーズ（フレッシュ） … ½個（1cm角切り）
アボカド … ½個（1cm角切り）
バジル … 6枚（細かくちぎる）
オリーブ油 … 大さじ3
塩 … 小さじ½
こしょう … 少々

作り方
1. ビーフンはたっぷりの湯で袋の表示通りの時間で茹でる。流水で洗い、水を切る。長い場合は食べやすい長さに切る。
2. ボウルにオリーブ油、塩、こしょうをよく混ぜ、トマト、モッツァレラチーズ、アボカド、バジルを混ぜる。ビーフンを入れ和える。

Beauty Tips

リコピンを含むトマト、抗酸化作用の高いバジルを使った、夏にぴったりな涼しげな一品。「ビューティーオイル」と言われる、抗酸化作用の高いオリーブ油をたっぷりかけて。

5

Gluten Free Recipes
∗ ∗ ∗

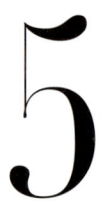

ナッツ入り生地で専門店に負けない美味しさ
3種の粉のミラクルパンケーキ

材料（2人分／4〜6枚分）
卵 … 2個
ヨーグルト … 100cc
豆乳 … 大さじ3〜8
　※そば粉の種類によって豆乳の量が変わります。
　生地の状態がヨーグルトのようなとろみに
　なるまで豆乳を加えてください。

玄米粉 … 30g
そば粉 … 30g
大豆粉 … 20g
アーモンド … 15g（細かく刻む）

A ┌ ブルーベリー … 8粒
　├ ラズベリー … 8粒
　├ いちご … 4粒（1cm角切り）
　└ メープルシロップ … 大さじ4

ベビーリーフ … 適量
オリーブ油 … 小さじ2

作り方
1. ボウルに卵、ヨーグルト、豆乳を混ぜ、粉類を入れさっくりと混ぜる。アーモンドも混ぜ、15分生地を休ませる。
2. 小さめのフライパンを熱し、オリーブ油を薄くひき、¼〜⅙量の生地を流し入れ、中火で焼く。表面に穴ができてきたら、ひっくり返し、片面も焼く。残りも同様に焼く。
3. ベビーリーフを盛った皿にパンケーキをのせ、混ぜたAをかける。

ほうれん草スムージー（2人分）
ほうれん草1株、りんご½個、豆乳200ccをミキサーにかける。

Beauty Tips
生地にビタミンE豊富な
ナッツを入れることで、
食感や風味が良くなるだけでなく、
美容効果も高まります。
フルーツを添えて召し上がれ。

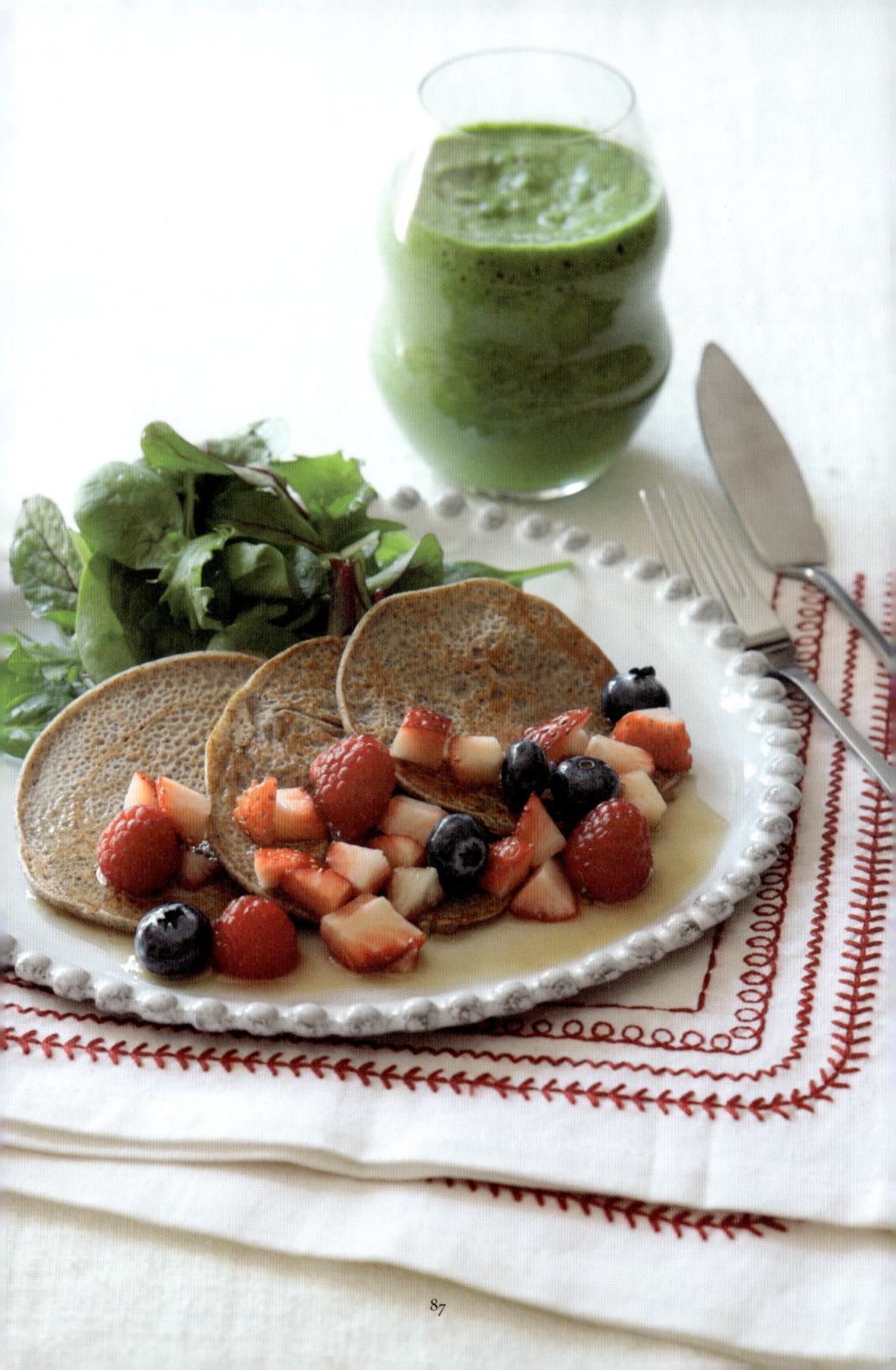

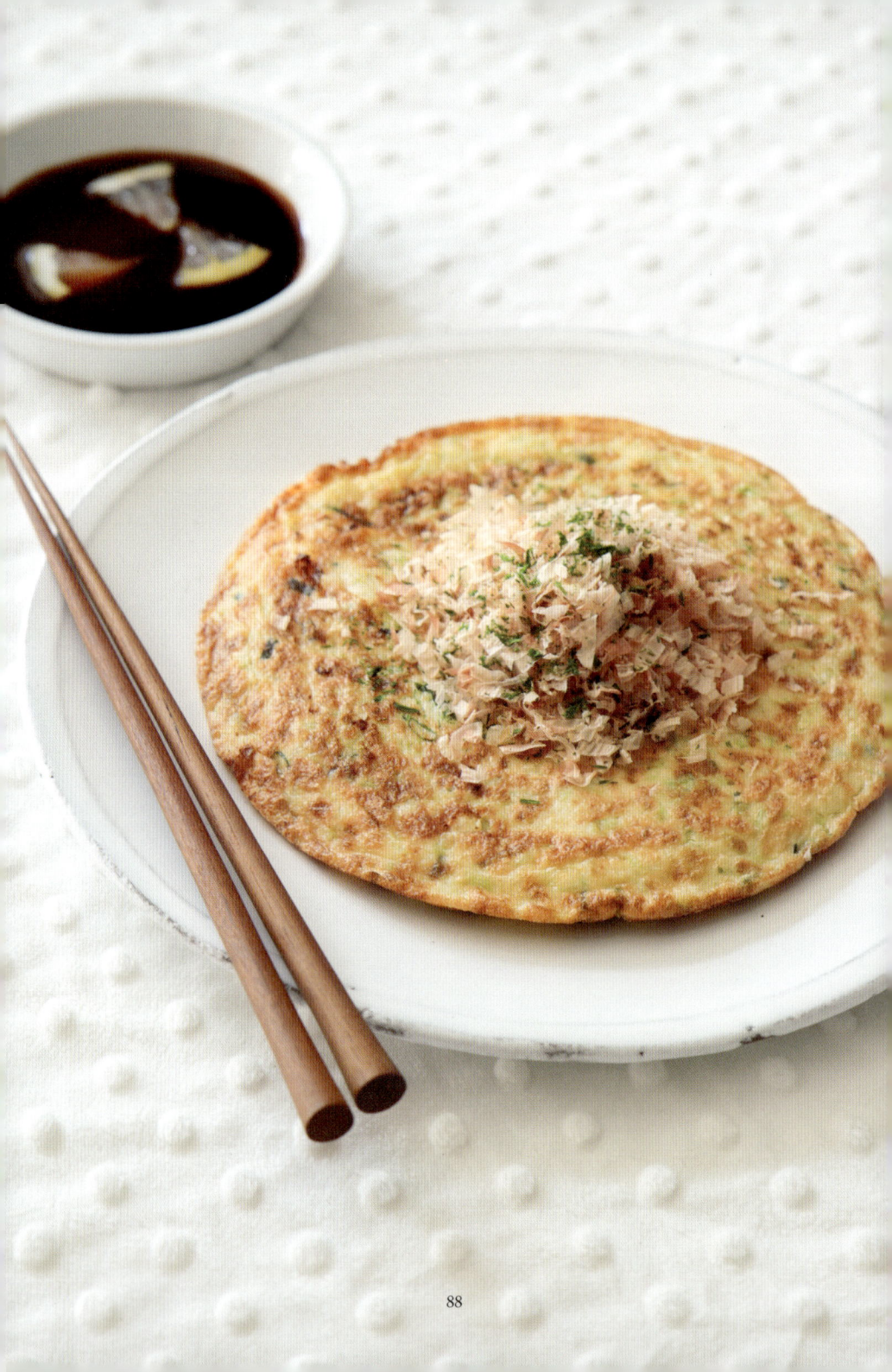

6

Gluten Free Recipes
* * *

プラス長いものひと手間で、感動のふわふわ感！
小麦粉抜きのびっくりお好み焼き

材料（2人分／2枚）

A
- 玄米粉 … 70g
- コーンスターチ … 30g
- 長いも … 100g（すりおろす）
- 塩 … 小さじ¼
- 水 … 200cc
- 卵 … 2個

キャベツ … 4枚(160g)(みじん切り)

- 万能ねぎ … 5本(小口切り)
- シーフードミックス … 80g
- ごま油 … 小さじ2
- かつお節、青のり … 各適量

B
- たまり醤油 … 大さじ2
- レモン汁 … 大さじ2
- いちょう切りにしたレモン … 適量

作り方

1. ボウルにAを混ぜる。
2. キャベツ、万能ねぎを1に加えて、混ぜる。
3. フライパンにごま油を熱し、半量の2を流し、上に半量のシーフードミックスをのせる。蓋をし、中火で両面焼く。残りも同様に焼く。
4. 皿に盛り、かつお節、青のりをかける。Bにつけて食べる。

Beauty Tips

粉物好きの関西人も唸らせる、小麦粉を使わない、美味しいお好み焼き。生地に長いもを加えることで、ふわふわの食感に。卵とシーフードミックスで、タンパク質も充分。

Gluten Free Recipes
***
7
レタスで包むヘルシーなサンドウィッチ
レタスボートサンド

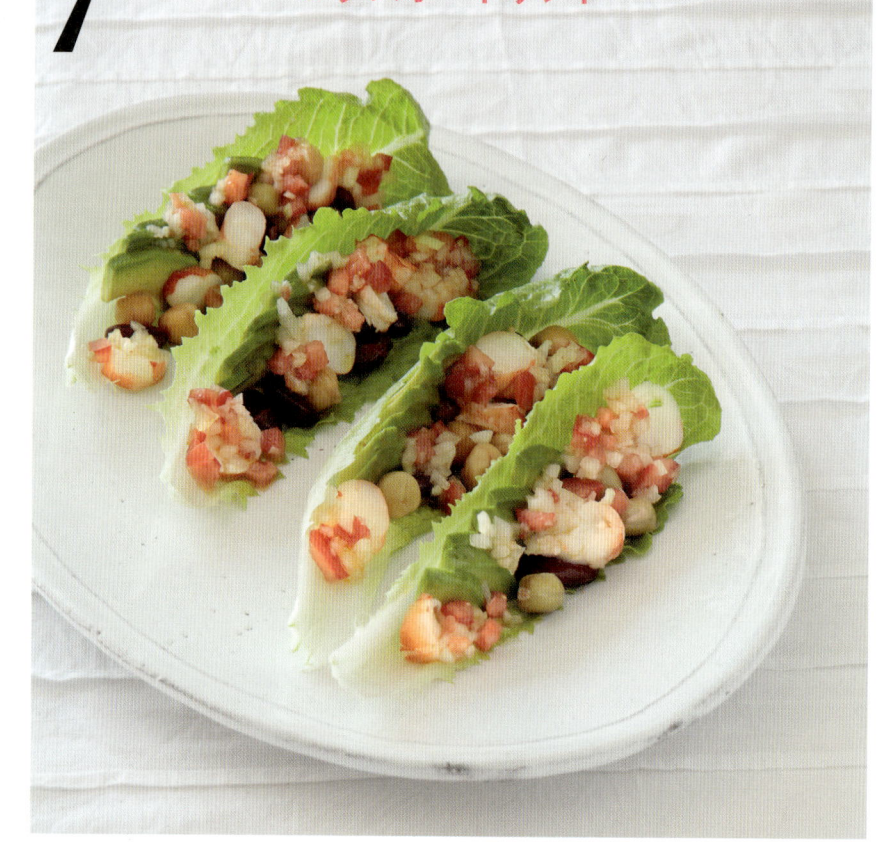

材料（2人分）
ロメインレタス … 小さいもの4枚
ミックスビーンズ … 60g
アボカド … ½個（薄切り）
えび … 4尾（背わたをとる）

A
- トマト … ¼個（5mm角に切る）
- 玉ねぎ … ⅛個（みじん切り）
- 白ワインビネガー … 小さじ1
- オリーブ油 … 小さじ2
- 塩 … 小さじ¼
- チリパウダー … 少々

作り方
1. えびは殻ごと塩茹でして、粗熱がとれたら殻をむき、2cm幅に切る。
2. ロメインレタスに、ミックスビーンズ、アボカド、えびを盛り、混ぜたAを加える。

Gluten Free Recipes
***

美味しく食べてキレイになれる
ビューティー食材たっぷりのタイ風カレー

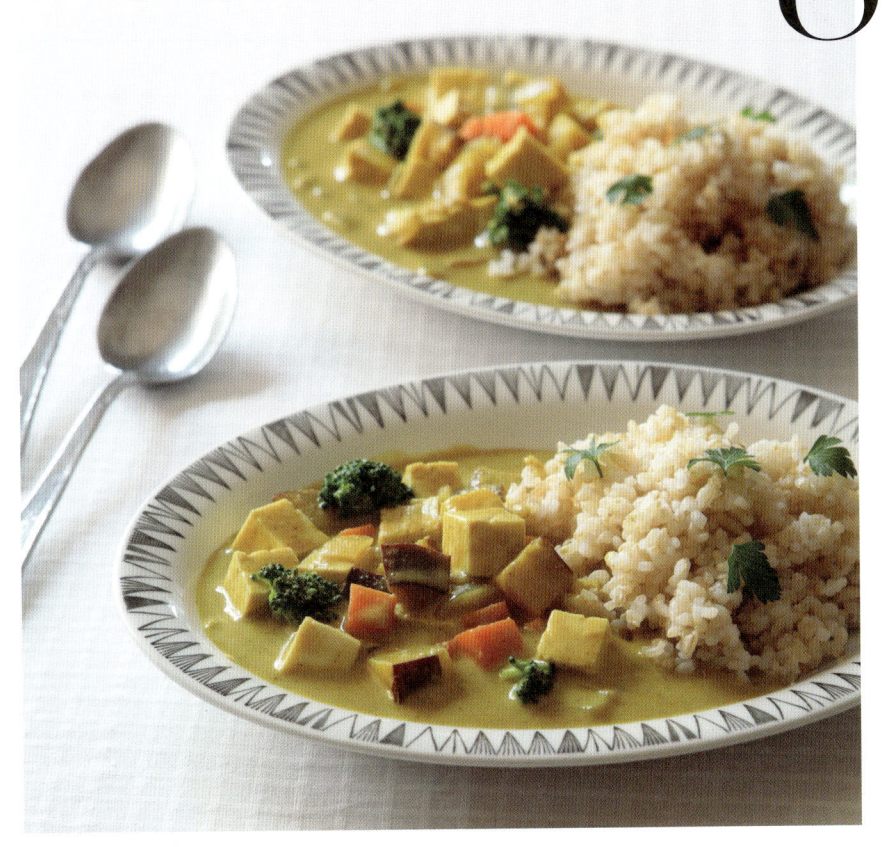

8

材料（2人分）
- 玉ねぎ … 1/2個（1.5cm角に切る）
- 人参 … 1/2本（1.5cm角に切る）
- さつまいも … 1/4本（1.5cm角に切る）
- ブロッコリー … 1/4株（1.5cm角に切る）
- もめん豆腐 … 1/4丁（1.5cm角に切る）
- おろしにんにく … 1/2かけ
- おろししょうが … 1/2かけ
- カレー粉 … 大さじ3
- ココナッツミルク … 400cc
- チキンスープ … 100cc
- 塩 … 小さじ1
- オリーブ油 … 小さじ2
- 玄米ごはん … お茶碗2杯分
- イタリアンパセリ … 適量

作り方
1. 鍋にオリーブ油を熱し、玉ねぎ、人参、さつまいもを炒める。
2. 1の鍋ににんにく、しょうが、カレー粉を入れ炒め、ココナッツミルク、チキンスープ、塩を入れ20分ほど煮る。
3. 2の鍋にもめん豆腐、ブロッコリーを入れ、ひと煮立ちさせる。
4. 皿に玄米ごはんを盛り、イタリアンパセリを飾り3をかける。

9

Gluten Free Recipes
***

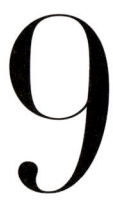

カラフルなトッピングでおもてなしにも◎

薄焼きミニピッツァ

材料（2人分／6枚分）

A
- 玄米粉 … 70g
- アーモンドパウダー … 30g
- ベーキングパウダー … 小さじ½
- オリーブ油 … 大さじ2
- 水 … 100cc
- 塩 … 少々

- エリンギ … ½本（薄切り）
- マッシュルーム … 2個（縦4等分）
- しめじ … 10本
- 粉チーズ … 大さじ½
- タイム … 少々

- ズッキーニ … ¼本（ピーラーで薄く切る）
- モッツァレラチーズ … 50g
  （細かくしておく）
- パプリカ粉 … 少々
- トマトペースト … 大さじ1
- モッツァレラチーズ … 50g
  （細かくしておく）
- ミニトマト … 4個（輪切り）
- オリーブ油 … 適量

作り方

1. オーブンを250度に予熱する。
2. ボウルにAをよく混ぜて、生地がなめらかになるまで10分こねる。
3. 6等分にして、薄くのばしオリーブ油を全体に薄く塗る。
4. 3種類のピザを作る。1種は、3にきのこ類をのせ、粉チーズ、タイムをかける。1種は、3にモッツァレラチーズ、ズッキーニをのせ、焼きあがったらパプリカ粉を振る。もう1種は、3にトマトペーストを全体に塗り、モッツァレラチーズ、ミニトマトをのせる。各種2枚ずつ作る。
5. オーブンで、約5分こんがりと焼く。

Beauty Tips

トスカーナ地方の郷土料理、ヒヨコ豆で作るチェチーナを、ピザ風にアレンジ。ご紹介した以外にも、フィトケミカルを含んだカラフルな野菜を色々トッピングして楽しんで。

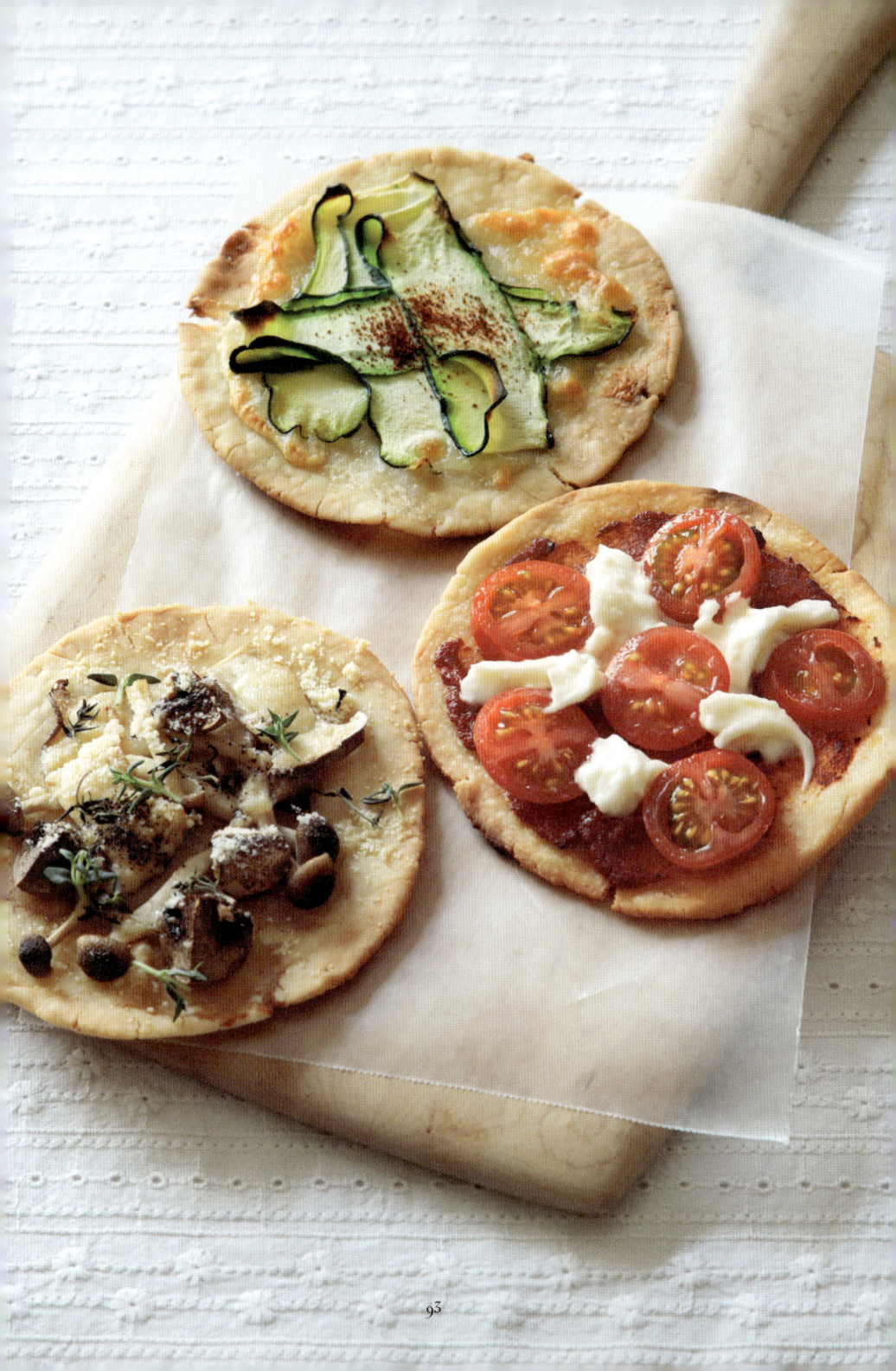

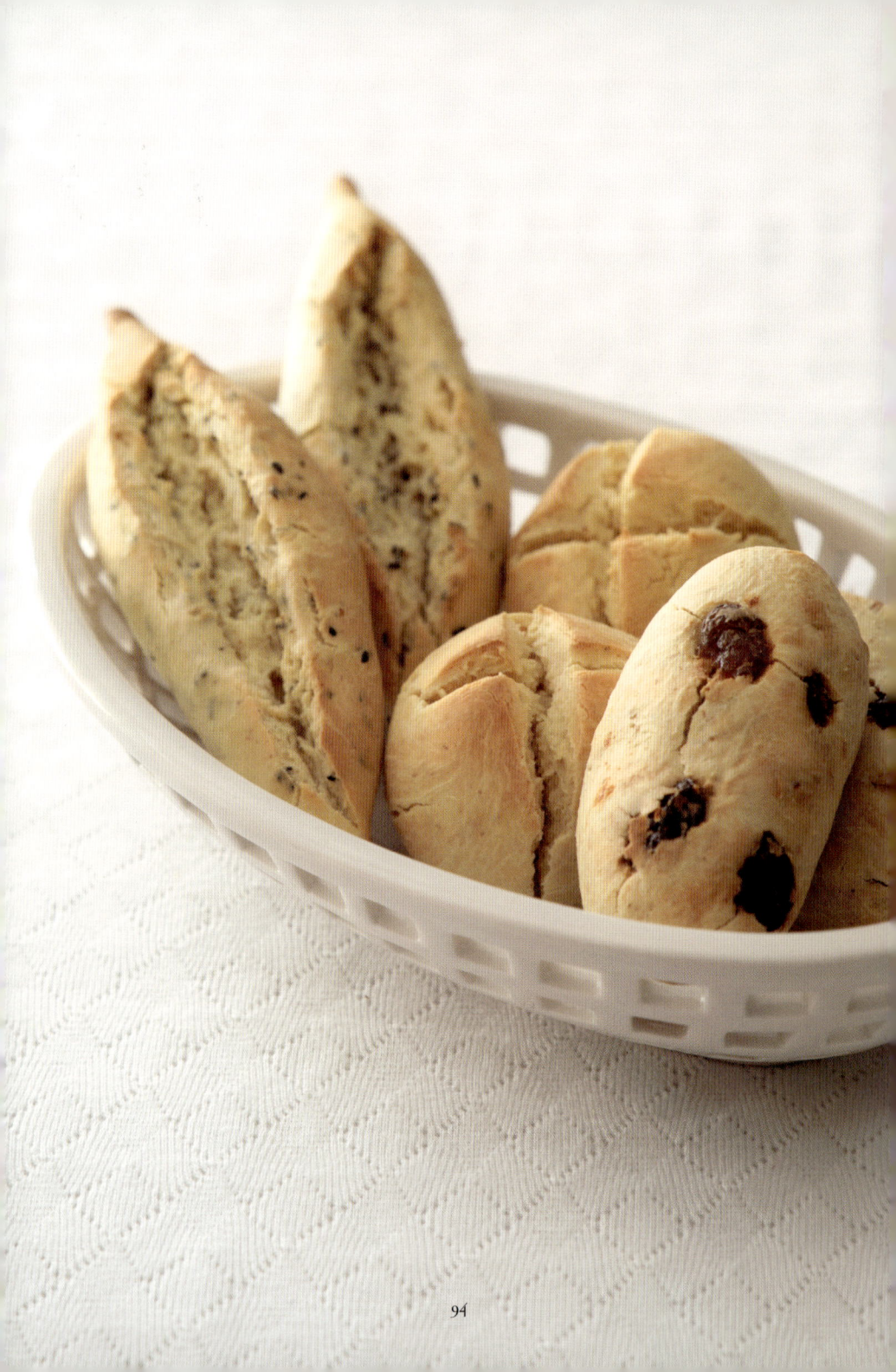

10

Gluten Free Recipes
***

混ぜて焼くだけ！その日の気分でお気に入りをつくって
簡単グルテンフリーパン

材料（2人分／3種×2個）

A
- 大豆粉 … 80g
- コーンスターチ … 120g
- アーモンドパウダー … 30g
- ベーキングパウダー … 小さじ½

- 卵 … 1個
- はちみつ … 小さじ½
- 牛乳 … 100cc
- バター … 20g
- 黒ごま … 小さじ1
- レーズン、くるみ … 各16g
  （レーズンはぬるま湯でもどし、くるみは刻む）

作り方

1. オーブンを200度に予熱する。
2. 鍋にはちみつ、牛乳、バターを入れ温める。
3. Aの入ったボウルに1を加え、卵を入れて木べらで混ぜる。粗熱がとれたら手でなめらかになるまでこねる。
4. 3等分にして⅓量は黒ごまを混ぜ、⅓量はレーズンとくるみを混ぜる。
5. 3種類の生地を半分ずつにし、好きな形に成形する。
6. オーブンで約15分焼く。

Beauty Tips

使う粉は、米粉やそば粉などでもOK。粉をミックスして、自分だけのベストなレシピをみつけるのも楽しみのひとつ。ごまやレーズン、くるみで、味に変化をつけましょう。

11

Gluten Free Recipes
***

スーパーフード、キヌアの食感が楽しい
キヌアのスーパーリゾット

材料（2人分）
キヌア … 100g
にんにく … 1片(みじん切り)
オリーブ油 … 大さじ1
ブイヨン … 200cc
玉ねぎ … ½個(薄いくし形切り)
人参 … ¼本(小さめの乱切り)
しいたけ … 3枚(薄切り)
塩、こしょう … 各適量
ルッコラ … 適量
パルミジャーノ(固形のもの) … 適量

Beauty Tips

スーパーフードとして近年注目されているキヌアは、栄養価が高く、必須アミノ酸をすべて含む穀物。このキヌアを使うことにより、一品でも栄養バランスの優れた食事に。

作り方
1. 鍋にオリーブ油、にんにくを入れ火にかけ香りがたったら、玉ねぎ、人参、しいたけを入れ炒める。
2. 1の鍋にキヌア、ブイヨンを入れ蓋をして弱火で15分煮る。
3. 塩、こしょうで味をととのえる。
4. 器に盛り、ルッコラと削ったパルミジャーノを飾る。

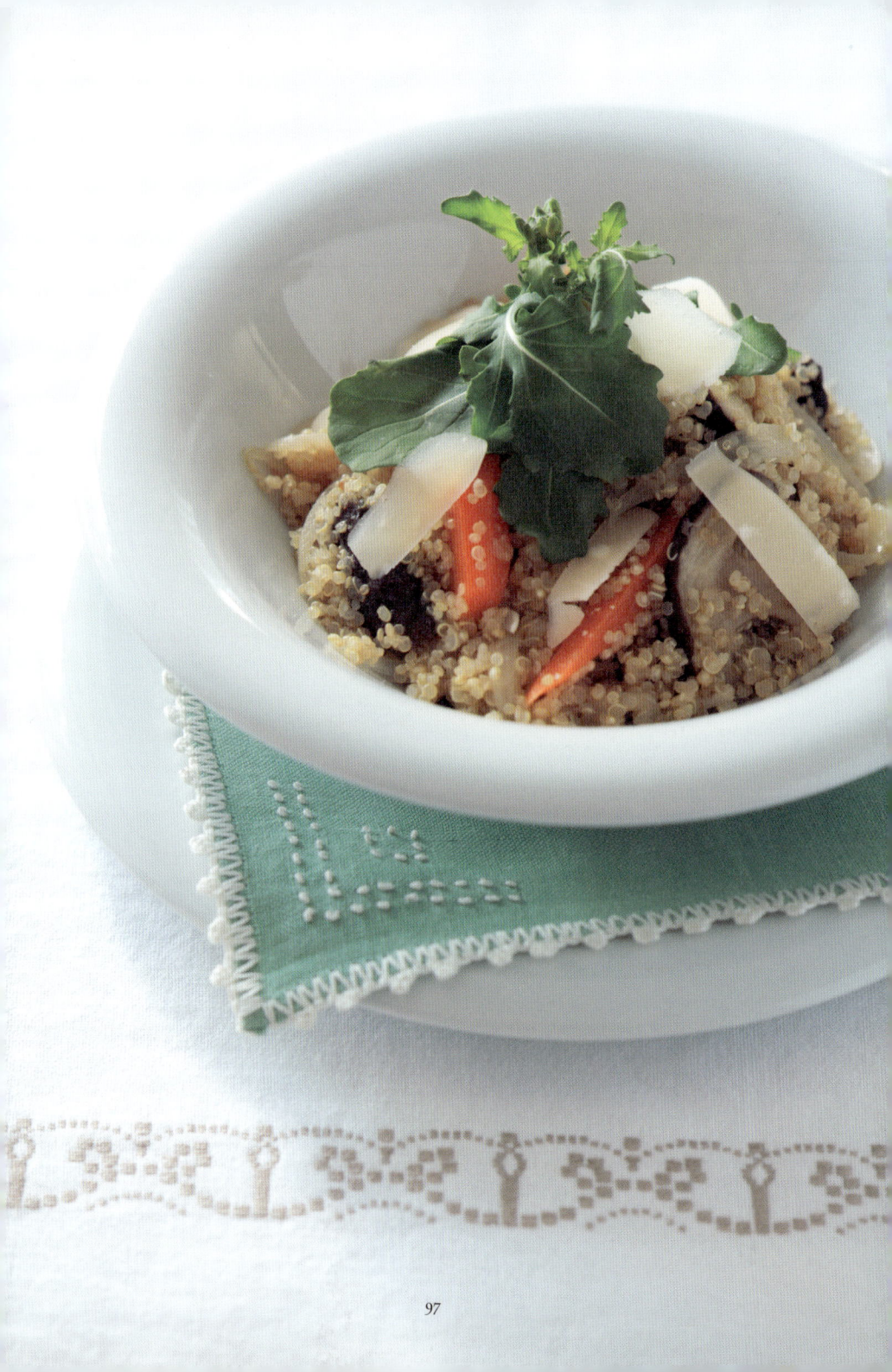

12

Gluten Free Recipes

***

人参1本分の食物繊維をいただきます

お肌イキイキ カロテンキャロットケーキ

材料（6個分）

A
- 人参 … 1本(100g)（すりおろす）
- オリーブ油 … 大さじ2
- メープルシロップ … 大さじ3
- 卵 … 1個
- ベーキングパウダー … 小さじ½
- シナモンパウダー … 小さじ½
- 塩 … 少々
- バニラエッセンス … 少々

B
- 玄米粉 … 30g
- そば粉 … 15g
- 大豆粉 … 20g

くるみ … 50g（刻む）

C
- クリームチーズ … 60g（常温にもどす）
- はちみつ … 大さじ1
- バニラエッセンス … 少々

人参(飾り用) … 適量
チャービル … 適量

作り方

1. オーブンを180度に予熱する。
2. ボウルにAを入れ混ぜる。全体が混ざったら、Bをさっくりと混ぜる。くるみを加え、型に入れてオーブンで約35〜40分焼く。
3. Cを混ぜ、粗熱がとれた2の上に塗り、薄切りにした人参とチャービルを飾る。

Beauty Tips

我が家の定番、キャロットケーキ。食物繊維豊富な玄米粉やそば粉などのほかに、人参1本分をすりおろして使うのがポイント。砂糖の代わりにメープルシロップで充分な甘さに。

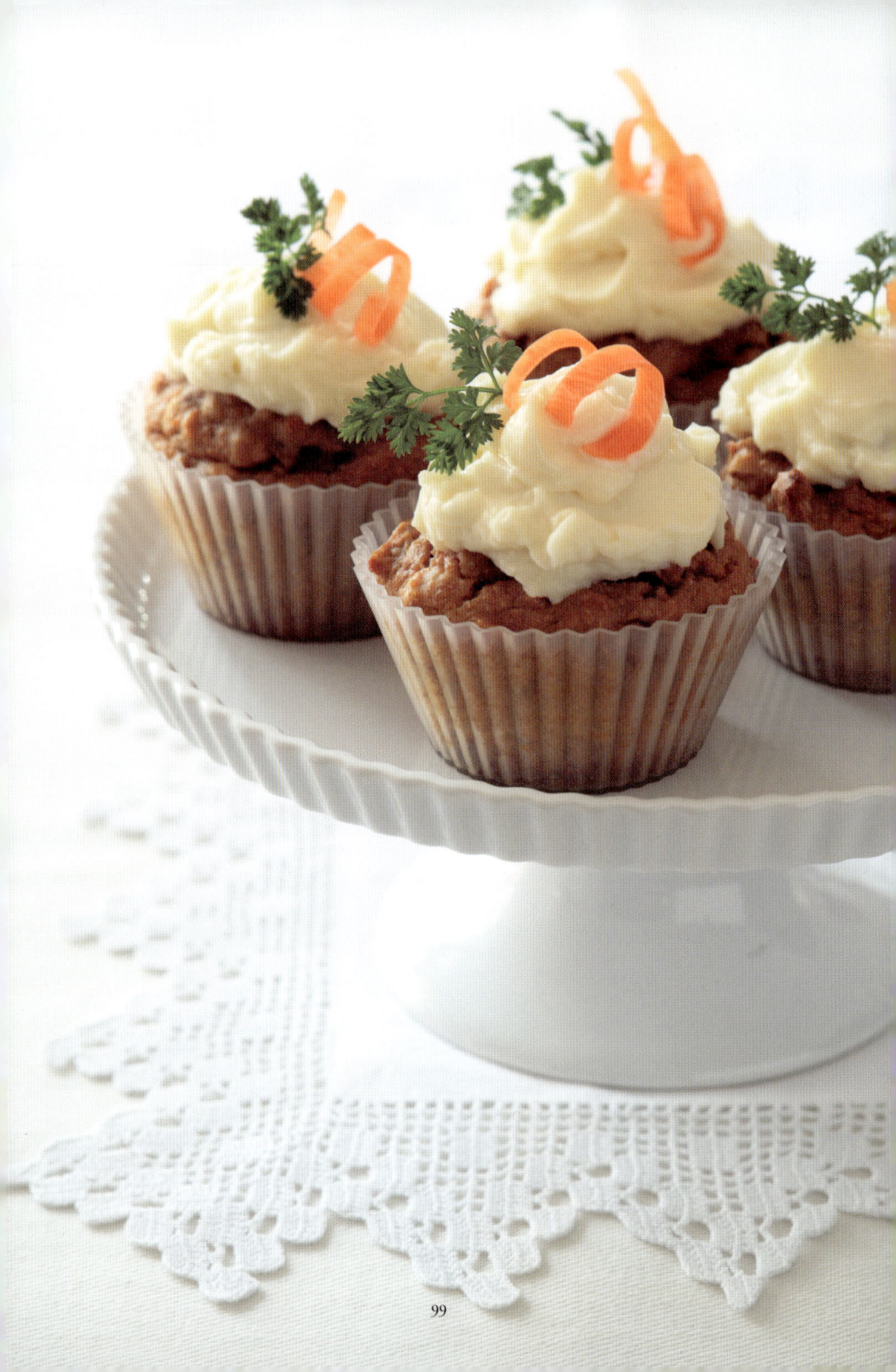

Gluten Free Recipes
***

13

フードプロセッサーで混ぜて丸めるだけ、の簡単おやつ
ビューティーボール

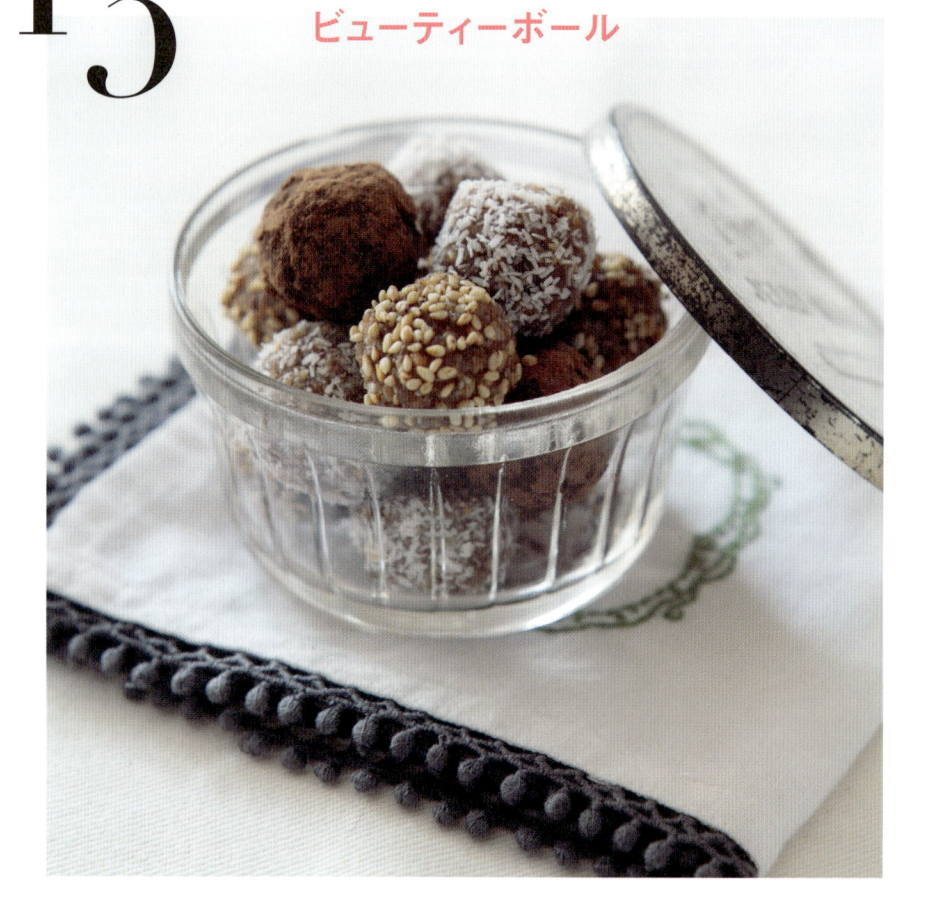

材料（2人分）

A
- ドライデーツ … 60g
- アーモンドパウダー … 40g
- アーモンド … 50g
- ドライあんず … 40g
- くるみ … 25g
- ピーカンナッツ … 40g
- はちみつ … 大さじ1
- バニラエッセンス … 適量

いりごま … 適量
ココナッツフレーク … 適量
ココアパウダー … 適量

作り方

1. Aをフードプロセッサーに入れ、全体が細かくなりまとまるまで混ぜる。
2. 1口サイズのボール状に丸め表面に、いりごま、ココナッツフレーク、ココアパウダーをまぶす。

Gluten Free Recipes
∗ ∗ ∗

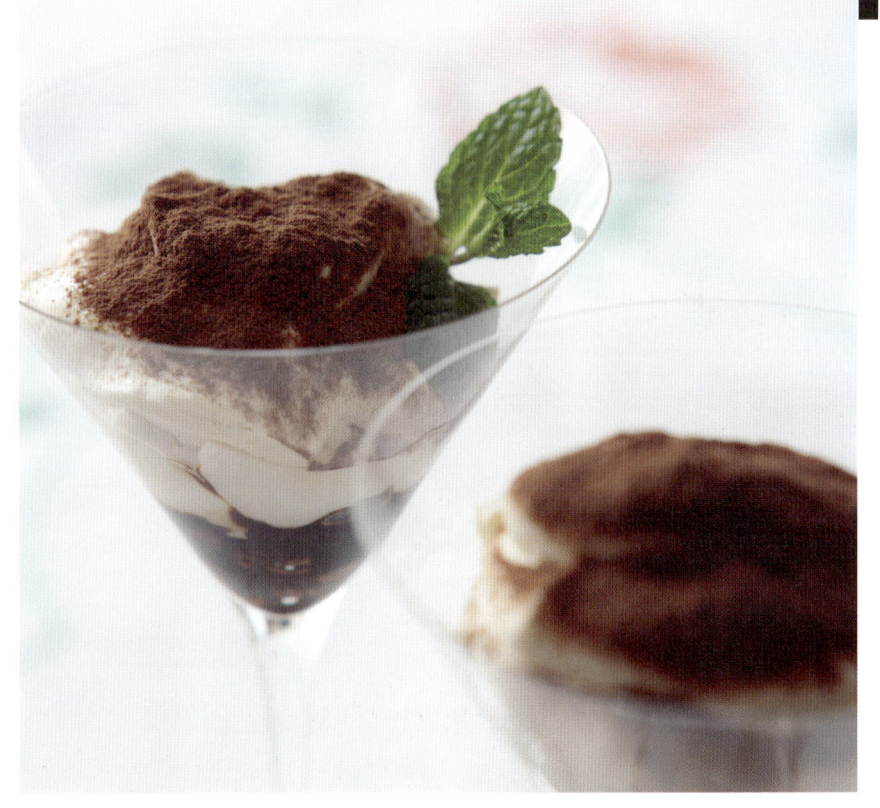

ポリフェノール豊富なココアでおめかし
クランチーアーモンドティラミス

14

材料（2人分）
マスカルポーネチーズ … 100g
卵黄 … 1個分
はちみつ … 大さじ1
生クリーム … 60cc
アーモンド … 10g（粗く刻む）
エスプレッソ … 大さじ2
ココアパウダー … 適量

作り方
1. ボウルにマスカルポーネチーズ、卵黄、はちみつを入れ泡立て器でよく混ぜる。
2. 別のボウルに生クリームを入れ、7分立てにする。1に加え混ぜ合わせる。
3. 器にアーモンド、エスプレッソを入れ、2をのせココアパウダーをふりかける。

エリカのおすすめSHOP
Erica's Recommended shops

【オンラインショップ】
- ガイア　http://www.gaia-ochanomizu.co.jp
マクロビ、オーガニック、フェアトレード、エコ雑貨のセレクト通販。オンラインショップの品揃えが充実。
お茶の水と代々木上原に実店舗あり。
- テングナチュラルフーズ　http://store.alishan.jp
日本でグルテンフリー食材がほとんど手に入らなかった2000年頃から愛用しているオンラインショップ。
グルテンフリーの粉類は「小麦以外」のセレクションでまとめられています。
こちらの玄米粉、大豆粉、そば粉は長年愛用。
- ナチュラルリゲイン　http://www.natural-regain.com
オーガニック＆グルテンフリー輸入食品通販専門店。ヨーロッパで歴史のあるブランドを輸入。
グルテンフリー食品のカテゴリーがあって分かりやすく、パスタの他に調味料なども揃っています。

【店舗あり】
- 山王グローサリー　http://www.glutenfreefoods.jp
住所：東京都大田区山王1-22-9　山王ツインハウスB2　☎ 03-5709-7323　定休日：土日祝
※通常はインターネット販売のみ。来店の場合は必ず事前に予約を。
グルテンフリー輸入食品店。試食会を行ったり、HPでレシピを紹介したりしているので
初心者にもトライしやすい。グルテンフリーのサンドイッチパンやバゲットの扱いもあり、
自分で作るのは大変というひとにおすすめ。
- ナチュラルハウス　http://www.naturalhouse.co.jp
住所：東京都港区北青山3-6-18　☎ 03-3498-2277　無休
表参道駅近くの青山店がお気に入りでよく立ち寄ります。
グルテンフリーの粉や麺を扱っている他、オーガニックの野菜のセレクションも豊富。
- リマ　http://www.lima.co.jp
住所：東京都渋谷区代々木2-23-1　☎ 03-6304-2005
マクロビオティックをコンセプトにしたお店。実店舗2店（新宿／東北沢）には
オーガニックの野菜や果物も豊富。ネットショップもあります。http://lima-netshop.jp/
- クレヨンハウス　http://www.crayonhouse.co.jp
住所：東京都港区北青山3-8-15　☎ 03-3406-6308　無休
実店舗は東京店と大阪店。表参道駅近くの東京店は野菜のセレクションが広く、
新鮮で安全な野菜がたっぷり楽しめるレストランも併設。通信販売も行なっています。

【レストラン・その他】
- S. Komatsu　http://www.nexgeneats.com/s.komatsu/tokyo/concept.html
住所：東京都港区六本木7-15-24　河原ビル1階　☎ 03-5786-1137
オーストラリア・メルボルンのグルテンフリーレストランで3年間働いていた経験を持つ小松シェフが考えた、
完全グルテンフリーのディナーコースが秀逸。海外から訪れたセリアック病、グルテン過敏症の人にも人気。
- ブラウンライスカフェ　http://www.brown.co.jp
住所：東京都渋谷区神宮前5-1-17　グリーンビル1F　☎ 03-5778-5416　不定休
表参道駅から近く、スタイリッシュなカフェ。緑もたくさんあって、オーガニックな雰囲気の中で
美味しいお食事がいただけます。私のお気に入りのランチスポット。

【パン屋さん】
- こめひろ　http://www.comehiro.com
住所：東京都武蔵野市境2-3-18　☎ 0422-77-6616　定休日：月曜
武蔵境にある100％米粉のパンのお店。
「米粉パン」を名乗っていても小麦やグルテンが配合されているパンが多い中で、貴重なパン屋さん。
グルテンの他に、卵、イーストフード、保存料、増粘剤も一切使っていないのも嬉しい限り。

P42-43 掲載商品問い合わせ先
- テングナチュラルフーズ　☎ 042-982-4812
- ブラウンライス　☎ 054-351-8808
- ブラウンライス・パスタ（ジョイ！お米パスタ）　✉ info@ricepasta.jp
- わらべ村　☎ 0574-54-1355
- 共和食品グループ　☎ 0120-177-388
- イチビキお客様センター　☎ 0120-35-3230
- 株式会社 丸又商店　☎ 0569-73-0006
- 株式会社 ヤムヤム　☎ 0287-48-3177
- キリンビールお客様相談室　☎ 0120-111-560
- ケンミン食品　☎ 078-366-3035

Making this book with...

◇◇◇◇◇

企画プロデュース　さかいもゆる

撮影　渋谷和江
撮影協力　川西章紀
イラストレーション　大神慶子
デザイン　植草可純（APRON）
表紙CG制作　佐藤加奈子（VITA INC.）
料理・スタイリング・レシピ制作　あまこようこ
ヘアメイク　Owada Akiko（AVGVST）
校閲　麦秋アートセンター
編集協力・資料翻訳　石山和子

○本書のダイエットプログラムは各個人の責任において行っていただきますようお願い致します。本書を参考にした結果起こり得る問題においては、一切の責任及び保障を致しませんことをご了承下さい。
○グルテンにはさまざまな種類がありますが、本書では小麦、ライ麦、大麦に含まれる成分をグルテンとしています。

グルテンフリーダイエット

2013年4月23日　第1刷発行

著　者　エリカ・アンギャル
発行者　坂井宏先
編　集　増田祐希
発行所　株式会社ポプラ社
　　　　〒160-8565　東京都新宿区大京町22-1
　　　　電話　03-3357-2212（営業）
　　　　　　　03-3357-2305（編集）
　　　　　　　0120-666-553（お客様相談室）
　　　　FAX　03-3359-2359（ご注文）
　　　　振替　00140-3-149271
一般書編集局ホームページ　http://www.poplarbeech.com/
印刷・製本　図書印刷株式会社

© Erica Angyal 2013 © Poplar Publishing 2013 Printed in Japan
N.D.C. 595/103P/19cm /ISBN978-4-591-13468-9

落丁・乱丁本は送料小社負担にてお取替えいたします。ご面倒でも小社お客様相談室宛にご連絡ください。受付時間は月〜金曜日、9：00〜17：00（ただし祝祭日は除く）。読者の皆様からのお便りをお待ちしております。いただいたお便りは、編集局から著者にお渡しいたします。
本書のコピー、スキャン、デジタル化等の無断複製は著作権法上での例外を除き禁じられています。本書を代行業者等の第三者に依頼してスキャンやデジタル化することは、たとえ個人や家庭内での利用であっても著作権法上認められておりません。

Gluten Free Diet
2week Beauty Plan
By Erica Angyal